4%的人毫無良知我該怎麼辦？

The Sociopath Next Door

哈佛名醫教你如何看人、怎麼自保！

哈佛名醫　瑪莎．史圖特　博士(Martha Stout Ph.D.) 著
陳雅汝 譯

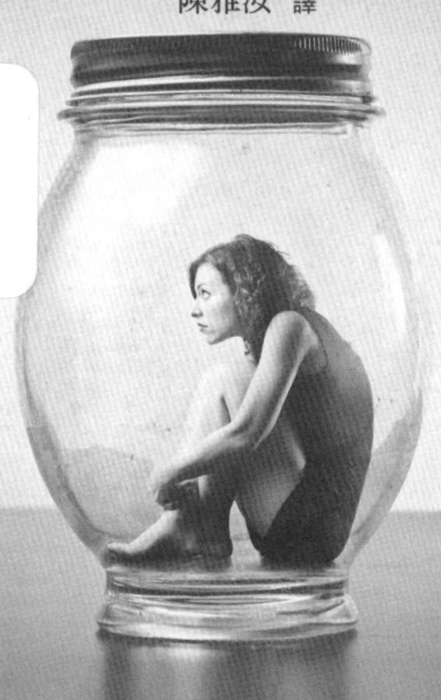

目次

作者的話

本書描述的角色都不是眞實人物。心理治療的核心就是保密，依照慣例，爲了保護所有眞實人物的隱私，我已經採取了最嚴格的防護措施。本書所提到的個案裡，所有的人名都是捏造的，而且其他能夠辨識當事人身分的特徵也都做過修改。書裡提到的一些人，願意讓我在不公開眞實姓名的情況下，公布他們的故事。但就算是這些個案，我也不會透露任何可能曝光他們身分的資訊。

〈土撥鼠日〉那一章的故事純屬虛構。除了這個故事，本書提到的人物、事件和對話都是取材於我二十五年來的心理醫生執業生涯。然而，因爲我得遵守保密承諾，本書裡所描繪的人物和情境，都是由許多人物和情境綜合而成；而這也就是說，每個個案都代表了很多人，我會在概念上汲取這些人的特徵和經驗，但會仔細修改他們的具體事實，再綜合成一個能夠作爲例證的特徵。如果經過我這樣綜合起來的特徵，竟然跟任何眞實人物有雷同之處，那完全純屬巧合。

緒論

想像

人心比人臉更各各不同。

——伏爾泰（Voltaire）[1]

請你想像自己沒有良心這種東西，一點都沒有。不管幹了什麼事情，你都毫無罪惡感，也不受良心譴責，對陌生人、朋友甚至家人的福祉都漠不關心。請想像不管你做了何等自私、怠惰、有害或是失德的舉動，都不會因爲羞愧而掙扎，你這輩子從來都沒有掙扎過。請你假裝責任只是讓他人毫不懷疑，會照單全收的沉重包袱（你覺得這些人就像是容易受騙上當的大傻瓜），除此之外，你對責任這個概念一無所知。現在請你再想像自己擁有「向別人隱瞞自己心理構造和他們大異其趣」的能力。所有人都假定良心是人類普遍共有的，因此要隱瞞你並沒有良心的眞相，不費吹灰之力。因爲你沒有罪惡感或羞恥心，所以不用抑制任何欲望，而別人也永遠想不到，你是個冷血無情的人。流動在你血管裡的是冰水，水冰得超乎其他人的個人經驗之外，所以他們連懷疑也不會。

換句話說，你完全沒有內在約束（internal restraints），而且你可以爲所欲爲，無拘無束，自由自在。你不會被良心折磨，良心這種東西世人根本就無以得見。你可以做任何事情，但其他人不會發現你擁有凌駕大多數人的奇特優勢——也就是沒有良心——因爲他們全都受到良心的約束。

你準備怎麼度過這一生？你要用這巨大而又隱密的優勢——其他人將會因爲太有良心而吃虧——幹些什麼事情？這個答案有極大部分取決於你的欲望是什麼，因爲人類並不是同一個模子印出來的。就算是最沒道德的人也不是出自一個模子。有些人，不管他們有沒有良心，卻喜歡待著不動；有些人滿腦子都是夢想和雄心壯志；有些人才華洋溢、出類拔萃；有些人愚笨魯鈍，而大多數人，不管有沒有良心，都介於這兩者之間。有些人很暴力，有些人則是非暴力的；有些人很嗜血，有些人則沒有這種興趣。

你或許熱中於追求金錢和權力，雖然毫無良心，但你卻聰明絕頂。你有積極進取的天性，但也有聰明才智，所以可以爭取到龐大的財富和影響力，而且你絕對不會因爲良心喋喋不休就有所動搖，但其他人的行動卻會被良心的喋喋不休擋下來，良心會阻止他們不會爲了出人頭地而不擇手段。不管是走商業的路子，或是政治的路子、法律的路子、金融的路子、國際發展的路子，以及其他能弄到權力的路子，你都會以冷酷的激情追求事業，你不會忍受任何常見的道德或法律束縛。只要對你有好處，你就會竄改帳目，或是用碎紙機把證據銷毀；你就會在背地裡傷害你的員工或是客戶（甚或是選民），你就會爲了錢而步入結婚禮堂，你就會對信任你的人撒可能會害死他們的謊，你就會想辦法毀掉很受重用，或是表現優異的同仁；你就會欺壓沒有聲音的弱勢團體。你在做這些事情的時候完全沒有受到任何拘束，十分自由，是因爲你沒有良心。

你會變得很成功，超乎想像的成功，無懈可擊的成功，甚至是橫掃全球的成功。有

1 法國啓蒙時期的作家、思想家。

何不可？你的聰明才智異於常人，又沒有良心管束你的陰謀詭計，所以你可以無所不能。

但或許依然不能——姑且說你不是那塊料吧。沒錯，你是野心勃勃，爲了出人頭地，什麼事情都幹得出來（那些事情是有良心的人完全想不到的），但你資質並不優異。你的聰明才智可能在一般人之上，而且大家都覺得你很聰明，甚或非常聰明。但你心裡清楚，自己的聰明才智，或是創造力還不足以讓你取得夢寐以求、能夠呼風喚雨的權力，因此你變得很怨恨這個世界，而且很嫉妒你周遭的人。你會找一個有利的位置，或是一系列的有利位置，在這種位置上，你就多少能夠控制住幾個人。這個情境能夠稍微滿足你對權力的渴望，雖然你仍因爲無法滿足更多渴望，而逐漸不滿。因爲沒有足夠的才華，所以無法追求到你想要的終極成功，你因此變得很焦躁，會設法阻撓別人取得更大的權力。有時候，你會爲了沒人能理解的挫敗而火冒三丈，甚至暴跳如雷。

但你很喜歡能夠控制少數幾個人，或是幾個小團體的工作，如果這些人或是團體都相當無助，或是都很容易受到傷害，更是再好不過了。或許你是老師、心理醫生、專打離婚官司的律師、高中教練。你也可能是某個領域的專業顧問、股票經紀人、畫廊老闆、社服機構負責人。可能這份工作沒有薪水，或許你是大樓管理委員會的主委，或是醫院志工。不管你的角色是什麼，只要在不會被炒魷魚，或是不用負責的情況下，你會經常毫無節制地操縱，或是欺負這些人。之所以這麼做，就只是因爲你想這麼做而已，除了能讓你感到興奮，你不需要其他任何理由。把別人嚇得膽戰心驚就表示你手握權力——反正你是這麼認為的——而且欺負別人能夠急遽增加你的腎上腺素，讓你感到很興奮、刺激。這麼做很好玩。

你或許當不了跨國企業的執行長，但你還是可以讓一些人感到害怕，或是讓他們一看見你就嚇得趕緊逃走，或是從他們身上偷東西，或是——這可能是最好玩的一種——設法讓他們覺得自己很差勁，這就是權力。尤其是你所操縱的人在某方面優於你時，最令人興奮的事莫過於打壓比你更聰明、更有成就、更有地位、更有魅力、更受歡迎、更有道德的人。這不僅僅是好玩而已；這還是給自己出一口怨氣。如果你沒有良心的話，做這種事情簡直易如反掌。你就只要不動聲色地跟你的老闆，或是你老闆的老闆撒謊，滴幾滴鱷魚眼淚（crocodile tears）[2]，或是暗中把你同事的企劃案搞砸，或是隨便做出承諾拐人上當，或是放出別人怎麼查也查不到你身上的錯誤消息。

或者，我們直接假設你是一個有暴力傾向，或是喜歡看到暴力發生的人。你可以輕易地謀殺同事，或是設計讓她、老闆、前任配偶、有錢情人的配偶，或是任何惹到你的人遭到謀殺。你會小心翼翼，因爲你若出了差錯，或許就會被抓起來，並且受到社會體

2 這是英文的一個成語，就是假惺惺、假慈悲的意思。

制懲罰。但你永遠都不用面對自己的良心，因為你沒有。如果你決定殺人，你只會碰到外在的困難，你的內在沒有任何聲音會提出抗議。

假如沒有人強行阻止你，你就會為所欲為。如果你生逢其時，而且還繼承了家裡的財富，而且還擁有能夠激起其他人的敵意，或是剝奪感的特殊才華，你就可能設計殺掉大批不疑有他的人。如果你又有花不完的鈔票，你甚至可以在千里之外進行這些事，而且你還可以安全舒適地靠在椅背上，心滿意足地欣賞自己的傑作。事實上，恐怖分子（從遠方進行的）就是既嗜血、而又沒有良心者最理想的職業，因為如果你幹得夠好，或許能夠把一個國家的人民都嚇得目瞪口呆。而如果這不算是權力，那什麼才是權力？

或者，我們假設完全相反的極端情況：你對權力一點興趣也沒有。你是真的沒有太多欲望想追求的人。你只有一個野心，就是不要辛苦過日子。你不想跟其他人一樣辛勤地工作。如果你沒有良心，你可以打打盹、搞你的愛好、看電視或是整天鬼混。只要住在城市邊緣，加上親朋好友接濟，這種日子就可以無限期地過下去。大家或許會交頭接耳地說你是個沒出息的人，或是說你實在太消沉了，或是說你是個可憐蟲。當他們受不了時，或許會說你是個懶惰鬼。等到更了解你之後，他們會大發雷霆，或許會罵你是個廢物、米蟲。但他們絕對想不到你其實沒有良心，你的心智跟他們是截然不同的。

良心會讓人有罪惡感，而這種罪惡感又會產生恐慌感。但這種感受從來都不曾壓迫你的內心，或是讓你在夜深人靜時驚醒過來。儘管你過著沒有良心的生活，但你從來都不覺得自己很不負責任，也不覺得自己忽略了應盡的本分，也不覺得自己有什麼好丟臉的，雖然你有時候會爲了表面功夫而假裝一下。如果你還很會觀察他人；還有他們的反應，你甚或能面無愧色地跟他們說，你對過這樣的生活感到很羞愧，也會跟他們說，你覺得自己很糟糕。而你之所以這麼做，只是因爲這能讓大家認爲你不過是意氣消沉，就不會老是衝著你叫罵，或是逼你去找工作。

你會注意到，有良心的人在對他們認爲「很意氣消沉」，或是「很亂七八糟」的人說教的時候，會很有罪惡感。事實上，他們通常會覺得自己有責任去照顧這種人，這能夠帶給你更多好處。儘管你窮得要死，如果你能夠跟某個人建立某種性關係，那麼這個人——對你不疑有他——或許就會覺得自己對你有責任，必須好好照顧你。而既然你的心願只是不用工作，那麼你的金主就不用特別有錢，他只要受到良心約束就可以了。

我想你應該無法想像自己會是這種人，因爲你會覺得這實在太瘋狂了，你會覺得這種人都是瘋子，而且他們都很危險。他們都有精神病，但他們都眞實存在——這甚至有個名稱。許多精神衛生方面的專業人士會把這種沒有多少良心，或是完全沒有良心的狀況稱爲「反社會人格疾患」（antisocial personality disorder）[3]，這是無法矯正的性格缺

---

3 指患者性格太過僵化，在社會中適應不良，造成自己或他人痛苦。包括冷血無情的「反社會」人格疾患、「戲劇性」人格疾患、「自戀性」人格疾患以及「強迫性」人格疾患等等。坊間也有譯爲「人格違常」。

陷，目前的研究資料認爲，大約有四%的人口屬於這種人——也就是說，二十五個人當中就有一個[4]。這種「缺乏良心」的狀況還有其他名稱，大多稱爲「反社會人格」（sociopathy），但大家更常聽到的是「精神病態」（psychopathy）[5]。「無罪感」（guiltlessness）其實是精神病學辨識出來的第一種人格疾患，過去一百年來，使用過的名稱包括了「精神病態性人格卑劣」（psychopathic inferiority）、「悖德症」（moral insanity）和「道德低能」（moral imbecility）[6]。

根據當前精神病學的分類聖經——「美國精神醫學會」（American Psychiatric Association）發布的《精神疾病診斷與統計手冊第四版》（*Diagnostic and Statistical Manual of Mental Disorders IV*）——如果一個人擁有下面七個特徵裡至少三個特徵，這個人在臨床上，就足以讓許多精神病學家懷疑他有「反社會人格疾患」[7]：

（一）無法遵守社會規範。

（二）欺騙性，操縱性。

（三）易衝動，無法事先計畫。

（四）易怒，攻擊性。

（五）不顧自己或其他人安危。

（六）持續地不負責任。

（七）在傷害、虐待其他人，或是偷其他人的東西之後不會感到悔恨。

---

4 參見貝瑞（K. Barry）等人發表在《家庭實務期刊》（*Journal of Family Practices*）上的〈成人基層醫療病人身上的品行疾患與反社會人格〉（Conduct Disorder and Antisocial Personality in Adult Primary Care Patients），以及布蘭德（R. Bland）、紐曼（S. Newman）和歐恩（H. Orn）發表在《斯堪的納維亞精神病學學報》（*Acta Psychiatrica Scandinavica*）上的〈加拿大艾德蒙頓市精神疾患的終身盛行率〉（Lifetime Prevalence of Psychiatric Disorders in Edmonton），以及山謬爾（J. Samuels）等人發表在《美國精神醫學期刊》（*American Journal of Psychiatry*）上的〈社區裡的《精神疾病診斷與統計手冊第三版》人格疾患〉（DSM-III Personality Disorders in the Community），以及「美國衛生與公共服務部」（U.S. Department of Health and Human Services）出版的《藥物濫用與精神衛生統計資料書》（*Substance Abuse and Mental Health Statistical Sourcebook*）。

5 長期持續對正常社會生活適應不良，反映出人格總體的不協調，或人格組成部分的不平衡。又稱病態人格、反社會人格或社會病態人格。特徵是具有高度的衝動性和攻擊性，對貽害社會的行爲缺乏罪惡感或無所悔恨，不能吸取教訓。這種從青少年發展起來的人格缺陷多數會延續到成年。

6 過去兩百年來，西方世界用五花八門的名稱來稱呼反社會人格。詳細的討論參見米隆（T. Millon）、西蒙森（E. Simonsen）和伯克特—史密斯（M. Birket-Smith）所著的〈美國與歐洲歷史上的精神病態概念〉（Historical Conceptions of Psychopathy in the United States and Europe）（引自米隆等人所編輯的《精神病態：反社會、犯罪和暴力行爲》）。

7 對於美國精神醫學會所做的用來評估目前診斷「反社會人格疾患」標準的臨床試驗的詳細描述與批評，參見李維斯利（W. Livesley）所編輯的《精神疾病診斷與統計手冊第四版人格疾患》（*The DSM-IV Personality Disorders*）。

許多其他研究人員和臨床醫師認爲，「美國精神醫學會」的定義，在描述「犯罪」（criminality）的部分，比描述「精神病態」或「反社會人格」的部分精確多了——認爲反社會人格還有其他特徵[8]。這些特徵都很容易觀察出來，其中一個特徵是，這種人很會花言巧語，也很會做表面功夫，所以反社會人格者能夠把別人迷得團團轉，而這也就是某種光芒或是神授般的領導魅力（charisma）[9]。這種光芒或是領導魅力能夠讓反社會人格者看起來比正常人更迷人、更有趣。他比其他人更隨興、個性更強烈、更「複雜」、更性感，或是更有趣。有時候，具有「反社會人格領導魅力」（sociopathic charisma）的人會一直吹噓說自己有多好，一開始大家可能會信以爲眞，但相處久了或許就會覺得他這麼吹噓實在很奇怪，或甚至很好笑，「有一天這個世界將會了解我有多特別。」或是「你要知道，沒有人會比我對你更好。」

此外，反社會人格者對刺激的需求比正常人更大，這會導致他們更常冒社交、身體、財務或是法律方面的險。他們能夠迷惑別人一起去冒會惹來大麻煩的險，這是他們的特徵之一。而且他們還以撒謊和騙人著稱，也以擅長利用「朋友」著稱。不管這些人受了多少教育，或是社會地位有多高，他們過去或許都有早期行爲問題（early behavior problems），有時候還包括了藥物濫用，或是登記有案的青少年犯罪，而且他們永遠都不認爲自己必須對惹出來的麻煩負責。

而且，反社會人格者也以情感淡薄著稱，他們或許會說自己很有感情，但他們根本就沒有他們所說的那些情感，他們其實麻木不仁[10]。他們沒有同情這種東西，也沒有興趣跟配偶談情說愛。一旦刮除表面那層魅力，就會發現他們的婚姻沒有愛情基礎，是一廂情願的，而且幾乎都草草結束。但反社會人格者的配偶對他們還是有價值，因為他們把配偶當作個人財產，如果失去配偶，反社會人格者會很憤怒，但他們從來都不會感到難過，也從來都不認為他們必須對配偶負責。

所有這些特徵，加上「美國精神醫學會」列出的「症狀」，就是某種我們完全無法理解的心理狀態（psychological condition）——缺乏我們最重要的第七感（良心）——的行為表現（behavioral manifestations）。

這個世界上大約有四%的人都很瘋狂，都很嚇人，而且都眞實存在。但這四%對社

8 參見海爾發表在《刑事司法與犯罪行為》（*Criminal Justice and Behavior*）上的〈精神病態：一個其時代已經來臨的臨床建構〉（Psychopathy: A Clinical Construct Whose Time Has Come）。

9 也譯成「奇魅」，這是著名的社會學家馬克斯・韋伯（Max Weber）提出來的一個詞彙，用來解釋領袖的魅力，他認為這種魅力是「個人的異常特性」，而且「由於似乎擁有超自然力、神旨，或者是不尋常的力量，而能吸引門徒的跟從。」

10 公認的措辭是「情感淡薄」，但在反社會人格的情況裡，比較精確的描述應該是「缺乏感情」。

會到底意味著什麼？就一起來想想下面這些統計數字吧：厭食症盛行率估計占人口的三．四三%，這就已經被視爲一種流行病，而這個數字還比反社會人格的盛行率還要低。而精神分裂疾患的發生率只占人口的大約一%，只有反社會人格發生率的四分之一。而「美國疾病控制與預防中心」（Centers for Disease Control and Prevention）說，美國人結腸癌的發生率是每十萬人當中約有四十人，這個數字已經被認爲「高到很驚人」，但卻比反社會人格發生率低了一百倍。說得更簡潔一點，我們當中的反社會人格者，比得了厭食症這種廣爲人知的病患更多，而反社會人格者的人數是精神分裂病患的四倍，也是已確診結腸癌患者的一百倍。

身爲心理醫生，我專門治療受過心理創傷的倖存者。過去二十五年來，我治療了數以百計，每天都過得痛苦不堪的成年人，他們的痛苦都是幼兒期受到虐待，或是過去遭受其他可怕的經歷所造成的。我已經在《精神健全的迷思》（*The Myth of Sanity*）這本書裡詳細探討過這些病例，那些有心理創傷的病人都遭受很多痛苦折磨，包括慢性焦慮、憂鬱症、精神狀態解離，還有無法忍受自己竟然還活在這個世界上，當中很多人是在自殺未遂之後來找我的。有些人的創傷是大自然或是人爲災難造成，像是地震或戰爭，但大多數都是受到壞人（通常是反社會人格者，有些是有反社會人格的陌生人，但更典型的是有反社會人格的雙親、長輩或是兄弟姊妹）的控制或是心理摧殘。我協助病人和他們的家人處理他們這一生所受到的傷害，以及研究他們的病史時發現，我們之中的反社會人格者造成很深遠的損害，而且很持久，這些損害通常都很致命，而且也很常見。我治療了幾百名倖存者，我現在非常相信，公開且直接地處理跟反社會人格有關的事務，是我們所有人的當務之急。

二十五個人裡面大概就有一個反社會人格者，而所謂的反社會人格者主要就表示他們沒有良心。這種人並不是無法理解好壞之間的分別；而是就算他們理解，也無法限制他們的行爲。這種人就算理智上能夠了解對錯之間的分別，但在情感上還是無法了解，而他們也不會恐懼上帝，但我們這些正常人就會。二十五個人當中就有一個人完全沒有罪惡感或是悔意，而這種人什麼事情都做得出來。

反社會人格在人類社會裡的高發生率，會對我們這些一定得住在這個星球上的正常人造成既深且廣的影響，就算對臨床上並沒有受過創傷的人也會。那四%的人會把我們的人際關係、銀行戶頭、成就、自尊和我們的太平日子毀得一乾二淨。然而，令人跌破眼鏡的是，還是有很多人對這種疾患一無所知，或者就算有所認識，也只會從「暴力型精神病態」（殺人兇手、連續殺人犯、大規模殺戮的兇手〔mass murderer〕）等角度思考，這種人一再犯法，他們如果被抓到就會被關起來，或許還會被我們的法律制度處死。但一般人察覺不到，也分辨不出混在我們裡面的非暴力型反社會人格者，這類人爲數更多，但這類人通常不會公然犯法，而法律制度也拿這些人沒辦法。

比方說，我們大多數人不會想到「構思一場種族清洗」和「毫無罪惡感地跟老闆講一個同事的壞話」之間有任何對應關係。但是這兩者不僅存在某種心理對應關係；而且它們之間的對應關係還很令人害怕。這種對應關係很簡單，但也很根本。這兩者都欠缺一種我們都有的內在機制：我們做了一個認爲是很不道德、很沒倫理、很不顧別人或是很自私的決定時，這個機制會懲罰我們。如果把廚房裡最後一塊蛋糕吃掉，我們多少都會有點罪惡感，而如果是故意，或是很有計畫地去傷害人，那更遑論我們會有什麼感覺。沒有良心的人都屬於同一個族群，不管是愛殺人的暴君，或只是冷酷無情的扒手。

有或沒有良心是一個很根本的劃分，這種劃分比智力、種族或甚至性別的劃分更重要。不僅僅是在社會地位、欲望、智力、嗜血或機會方面上，靠他人勞力過活的反社會人格者、偶爾搶便利商店的人，或是當代「強盜貴族」（robber baron）[11]之間的區別；或者是普通的惡霸，和反社會人格殺人犯之間的區別。這些人跟他人的區別是在心理方面，這些人的心裡有個空洞，這些人沒有良心。

對其他九六％的人來說，良心實在太根本，讓我們很少想到它。大多數情況下，良心的表現就像是反射作用。除非誘惑實在太強大（感謝老天，這種誘惑很少在日常生活裡發生），否則我們絕對不會認眞考慮每一個道德問題。我們不會很認眞地問我們自己，今天該不該給小孩午餐錢？今天該不該偷同事的公事包？今天該不該拋下配偶一走了之？良心默默地、自動地、持續地爲我們決定這些事情，以至於我們無法想像（就算發揮最大的想像力）沒有良心的話，我們要怎麼生存在這個世界上。因此，如果有人做了一個很沒良心的選擇，我們很自然就會想出完全不正確的解釋：她忘記給小孩午餐錢了。他同事應該是把公事包放錯地方了。她肯定沒辦法跟老公過下去了。或者我們會想出很多標籤解釋別人的反社會行爲：他「很怪」、「很有藝術家的氣質」、「眞的很愛跟人競爭」、「很懶惰」、「很愚蠢」或是「老是很壞」。除了我們有時候會在電視上看到的精神病態怪物（這些人的行動令人髮指到無法爲他們辯解），我們幾乎看不到沒有良心的人，我們對自己和別人的智力都很好奇、連小孩子都能分辨男女、我們會因種族問題開戰。但是，對於可能是劃分人類的最重要特徵——有沒有良心——還是不以爲意。

幾乎沒有人——不管他們在其他方面的教育程度有多高——知道「反社會人格」這個詞的意思。而且多半不知道這個詞可以用來形容他們認識的人。而且就算已經了解這個詞的意思，大多數人還是無法想像缺乏良心是什麼感覺，事實上，我們很難想像這種

---

11 指中世紀時會搶劫路過自己領地旅客的貴族，在當代這個詞指的是巧取豪奪的資本家或企業家。

經驗。我們能夠想像完全看不見；能夠想像自己得了憂鬱症；能夠想像自己的認知功能嚴重受損；能夠想像中了樂透彩，或是其他成千上百的極端經驗。我們全都曾經迷失在黑暗裡，全都曾經多少有點憂鬱，全都曾經覺得自己很蠢。大多數人也都想過，如果獲得一筆意外之財的話要怎麼花。而晚上睡覺作夢的時候，我們的念頭和想像就會一發不可收拾。但如果我們完全不在乎自己的行為對社會、朋友、家人、小孩造成什麼影響時，到底會變成什麼樣的情況？要怎麼看待我們自己？不管我們是醒是睡，我們身上都沒有任何東西能夠指引我們。我們能夠想像到最接近的經驗，就是生理上受到極大的痛苦，以至於我們的思考能力，或行為能力都暫時癱瘓。但就算受到很大的痛苦，罪惡感還是存在。我們完全無法想像絕對的無罪感是什麼情況。

良心是個無所不知的嚴格教師，良心為我們的行動定下規則，如果我們違反規則，良心就會施以情感懲罰。我們從來都沒有要求誰給我們良心。良心就是存在著，無時無刻都存在，就像皮膚或是肺臟或是心臟。而且我們也無法想像如果沒有良心的話，我們會有什麼樣的感覺。

無罪感是一個很多人都搞不懂的醫療概念。無罪感一點都不像癌症、厭食症、精神分裂症、憂鬱症，甚至也不像其他的「性格疾患」（像是自戀），反社會人格似乎有個道德面。大家總是認為反社會人格者很壞或是很殘忍，就連精神衛生方面的專家也這麼認爲。

英屬哥倫比亞大學（University of British Columbia）的犯罪心理學教授羅伯特・海爾（Robert Hare）發展出「精神病態檢核表」（Psychopathy Checklist）。目前全世界的研究人員，或是臨床醫師都拿這個檢核表作爲標準診斷工具[12]。海爾是位冷靜的科學家，關於他的研究對象，他是這麼說的，「每一個人，包括專家在內，都會被這些人欺騙、操縱或是迷得團團轉。厲害的精神病態能夠打動任何一個人的心弦……最佳防禦之道就是好好弄清楚這些掠食者的本性。」[13]而賀維・克勒利（Hervey Cleckley）寫了一本經典教科書，這本書出版於一九四一年，書名是《精神健全的面具》（*The Mask of Sanity*）。克勒利對精神病態做出了如下指控：「對精神病態來說，美與醜（除了外表）、善、惡、愛、恐怖與幽默都沒有實質意義，也都無法打動他。」

有人或許會說，「社會病態」、「反社會人格疾患」、「精神病態」都是錯誤的名

12 參見海爾等人發表在《心理衡鑑》（*Psychological Assessment*）上的〈精神病態檢核表修訂版：描述統計、信度與因素結構〉（The Revised Psychopathy Checklist: Descriptive Statistics, Reliability, and Factor Structure）。

13 引自海爾所著的《沒有良心：精神病態的擾亂性世界》（*Without Conscience: The Disturbing World of the Psychopaths Among US*）。

稱，這些名稱只反映了一些亂七八糟混在一起的概念，而且，把缺乏良心當作精神疾病並沒有說服力。在這點上，值得注意的是，其他的精神疾病（包括自戀在內），都會讓患者產生某種程度的痛苦或哀傷。但反社會人格這種「疾病」卻不會讓患者感到痛苦或不舒服，這種「疾病」不會讓患者在主觀上感到不適。反社會人格者通常都對他們自身和生活很滿意，或許正是因爲這個原因，所以他們都不積極尋求「治療」。反社會人格者通常只有在法庭交付，或是當病人有好處可撈的情況下，才會接受治療。很少人是爲了讓病情好轉才接受。因此，我們不禁要問，缺少良心究竟是精神疾患還是法律名稱——還是其他的東西。

反社會人格很怪異，就連經驗豐富的專家也得認輸。反社會人格跟靈魂的概念很接近，跟善惡的概念也很接近，而這種關係會使得我們很難仔細思考這個主題。這個問題在本質上無可避免會變成「他群 v.s. 我群」（them-versus-us），因此這個問題就會引發科學、道德和政治上的爭議，讓我們一個頭兩個大。我們要如何從科學的角度研究一個顯然是跟道德有關的現象？誰應該得到我們的專業協助，是那些「病人」？還是必須忍受他們的人？既然我們用心理學研究來「診斷」反社會人格，那麼我們應該「測試」誰？在一個自由社會裡，我們應該把所有人都抓來測試看看？而如果有人眞的被測出是反社會人格者，社會能夠拿這個資訊怎麼辦？沒有其他疾病會引發這類政治不正確，或專業不正確的問題，而反社會人格（我們都知道反社會人格和「毆打配偶、強暴、連續殺人、好戰」等等行爲有密切關係）[14]某種程度上其實是心理學最後一塊，也是最令人畏懼的處女地。

然而，我們最害怕提起的一個問題是：我們能否確定地說，反社會人格不會在有反社會人格的人身上運作？反社會人格究竟是一種疾患，還是一種官能症？還有一個問題就是：良心一定會在有良心的人身上運作嗎？還是說，良心不過是用來封鎖社會大眾的心理柵欄？不管我們會不會大聲說出來，但我們多少都會懷疑，因爲千百年來，就算時

---

14 關於伴隨反社會人格而來的問題的研究，參見布雷克（D. Black）和拉森（C. Larson）所著的《壞男孩，壞男人：正視反社會人格疾患》（*Bad Boys, Bad Men: Confronting Antisocial Personality Disorder*）。此外也參見杜頓（D. Dutton）和郭蘭特（S. Golant）所著的《虐妻者：一個心理素描》（*The Batterer: A Psychological Profile*），以及阿貝爾（G. Abel）、盧洛（J. Rouleau）和康寧漢—瑞德納（J. Cunningham-Rathner）所著的〈性攻擊行爲〉（Sexually Aggressive Behavior）（引自克倫〔J. Curran〕、麥克蓋瑞〔A. McGarry〕和沙〔S. Shah〕編輯的《司法精神醫學與心理學》〔*Forensic Psychiatry and Psychology*〕），以及葛洛斯曼（L. Grossman）和凱維諾（J. Cavenaugh）發表在《神經精神疾病期刊》（*Journal of Nervous cnd Mental Disease*）上的〈性侵害嫌犯的精神病態與否認作用〉（Psychopathology and Denial in Alleged Sex Offenders），以及福克斯（J. Fox）和列文（J. Levin）所著的《過度殺傷：已經曝光的大規模殺人與連續殺人》（*Overkill: Mass Murder and Serial Killing Exposed*），以及西蒙（R. Simon）所著的《壞人做的是好人夢寐以求的事情》（*Bad Men Do What Good Men Dream*）。

至今日，許多舉世聞名的人都是沒有道德的人。而在我們當今的文化裡，利用別人已經變成一種流行，而不講良心的商業行徑顯然能夠累積天文數字般的財富。而在個人層面上，大多數人也都可以從他們的生活當中看到許多例子，不講道德的人就能成功，而有良心的人經常看起來就像傻瓜一樣。

到底是惡人有惡報，還是好人沒好報？那些沒有良心的少數人最後會統治這個世界嗎？這些問題反映了本書的一個主要關懷。就在二〇〇一年九一一事件過後，我就想到這個主題，九一一事件讓所有有良心的人都深陷於痛苦之中，有些人甚至感到很絕望。我平常是個很樂觀的人，但在那時候，我跟很多心理學家與研究人性的學生一樣，都很害怕美國和其他許多國家會捲進充滿仇恨的衝突，與冤冤相報的戰爭裡，這樣我們未來幾年都很有得忙了。每當我想要休息或是睡覺時，腦海中不知道從哪裡就會冒出一首已經有三十年歷史的老歌歌詞：「撒旦大笑，張開翅膀。」[15] 這首歌很有啓示錄的感覺。我用心靈之眼看見撒旦張開了翅膀，笑得很開心。而從殘骸裡飛出來的並不是恐怖分子，而是惡靈般的操縱者——這名操縱者利用恐怖分子幹下的好事，點燃全世界的仇恨。

我對這個「反社會人格vs.良心」的題目很感興趣，所以我打電話跟同事討論。我這個同事是個好人，他平常也很樂觀，很會鼓舞人，但他此刻就跟世人一樣震驚、沮喪。

我們討論到一個自殺症狀變得更嚴重的共同病人，顯然是因爲美國出了這樣一場大災難（但從那以後，他的病情又有顯著的好轉，眞是謝天謝地）。我的同事說他覺得很有罪惡感，因爲他覺得自己被撕裂了，所以他能夠給病人的情緒能量沒有以往那麼多。我這個同事是個很關心病人、很有責任感的心理醫生，但他現在被這個事件擊垮，就跟其他人一樣，他覺得很無力。他自我批判到一半，突然停下來，嘆了一口氣，然後用一種很疲憊，完全不像他平時的聲音對我說，「你知道嗎，有時候我會納悶人爲什麼要有良心？良心只會讓你吃虧。」

他的問題讓我大吃一驚，因爲他平常是個活力充沛、熱情洋溢的人，憤世嫉俗實在不像他的作風。我用另一個問題來回答他，我說，「好吧，伯尼，那你告訴我。如果你有得選的話，我是說如果你眞的有得選——當然你是沒得選啦——你會選像你這樣有良心，還是會選當個什麼事情都……呃，做得出來的反社會人格者？」

他考慮了一下然後說：「你是對的，我會選有良心。」

「爲什麼？」我強迫他想。

15 引自「黑色安息日」（Black Sabbath）樂團收錄在「偏執狂」（Paranoid）專輯裡的〈路克的牆／戰爭豬〉（Luke's Wall/War Pigs）。

他沉默了一會兒，接著發出了拖了長長的「嗯……」他最後說道，「你知道嗎，瑪莎，我不知道原因。我只知道我會選有良心。」

或許我是太一廂情願了，不過我覺得伯尼說完這些話之後，他的聲音就有了些許變化。他的聲音聽起來比較沒那麼挫敗，然後我們就開始談某個心理專業組織的計畫，這個組織計畫爲紐約和華府的居民提供協助。

在我們談完以後，有很長一段時間，我都一直在思考同事提出來的問題，但我百思不得其解：「爲什麼要有良心？」還有，伯尼寧可選擇受良心約束，也不願沒有良心。而且，他不知道自己爲什麼會做出這樣的選擇。道德家或是神學家或許能夠給出答案，「因爲這是對的」或是「因爲我想當個好人」。可是我這位心理醫生朋友竟然沒辦法從心理學的角度給出答案。

我強烈地覺得，我們需要知道心理學方面的理由。特別是在此時此刻，這個世界已經快要毀於全球性的商業騙局、恐怖主義、冤冤相報的戰爭，所以我們需要知道——從心理學的角度——爲什麼當個有良心的人，比當個沒有罪惡感或悔意的人好。某種程度來說，這本書就是我的答案，就是身爲心理醫生的我，對「爲什麼要有良心？」這個問題的回答。爲了解答，我先討論沒有良心的人，也就是反社會人格者，探討他們的行爲舉止，還有他們的感受。這樣我們就能夠更深入地研究良心的價值，也更能夠發現良心的意義，因爲其他九六%的人都擁有會惹惱自己、會讓自己感到痛苦、會約束自己行爲（這一點是眞的）的良心。接下來，我還會讚揚那個微小的聲音，以及擁有良心的大多數人。這本書是爲了那些無法想像其他任何生存方式的人所寫。

我也打算用這本書來警告好人：「反社會人格者就在你身邊」，並且協助他們對付這個問題。身爲心理醫生，我已經看過太多生命差點毀於少數沒有良心的人。這些少數人不僅很危險，而且難以辨認。就算他們並沒有使用身體上的暴力——尤其他們又跟我們很熟或是很親近——但他們都擁有足夠的能力毀掉一個人的生活，也都有能力讓整個人類社會變成危險之地。在我看來，沒有良心的人支配其他有良心的人，就是著名小說家史考特·費茲傑羅（F. Scott Fitzgerald）[16]所說的「弱者的暴政」（the tyranny of the weak）的一個恐怖例子[17]。我認爲所有有良心的人都應該認識這些沒有良心的人，了解他們的日常行爲舉止是什麼樣子，才能夠辨識，而且也能夠好好對付這些沒有道德而又殘忍無情的人。

說到良心，我們似乎是很容易走極端的物種。我們只要打開電視，就能夠看到這種

---

16 美國二十世紀著名的小說家，最爲人所知的小說是《大亨小傳》（*The Great Gatsby*）。

17 參見費茲傑羅所著的《夜未央》（*Tender Is the Night*）。

會讓人覺得很疑惑的二分世界，有人趴在地上從排水管裡救出一隻受困小狗，而接下來的報導卻是有人大肆屠殺婦孺，屍體堆得像小山一樣高。而在日常生活裡，雖然我們的生活很尋常，一點都不戲劇化，但我們還是經常可見這樣的對比。大清早的，會有個朝氣蓬勃的人特地把一張我們掉在地上的十美元鈔票交還給我們，而到了下午時，又會有人一臉奸笑故意超我們的車。

我們每天都在見證徹底對立的行爲，所以更必須坦率地討論這兩種極端的性格與行爲。爲了創造更美好的世界，我們需要了解經常違反社會公益，但卻不會產生罪惡感的人。我們唯有先弄清楚沒有良心的人本性爲何，然後才能想出對付這類人的辦法，唯有先辨識出黑暗，然後才能眞正肯定光明的價值。

我希望本書的出版能夠降低反社會人格者對我們生活的毀滅性衝擊。有良心的人可以從本書裡學到如何辨識身邊的反社會人格者，也可以學到如何對付他們。最起碼，能夠保護自己，還有自己所愛的人不受到反社會人格者的傷害。

第一章

第七感

美德並不是缺乏罪惡或是迴避道德危險；美德是鮮明且個別的事物，像是疼痛或是特殊的氣味。

——切斯特頓（G. K. Chesterton）[1]

今天早晨，三十歲的律師喬得去開一個非常重要的會，這個會將準時在八點開始，但他遲到了五分鐘。他必須努力讓事務所資深成員留下好印象，而所謂的資深成員就幾乎等於所有人，而他也想跟有錢客戶建立關係，這些人關心的是，喬正在展現的「財產移轉規劃」專長。他已經花好幾天在準備，因爲他覺得至關重要，所以他非常非常希望這個會議開始的時候，他人就已經坐在會議室裡了。

不幸的是，喬住的連幢屋裡，暖氣爐突然在半夜停止送暖。他差點沒凍死，只能在室內來回踱步，一晚上都很擔心暖氣管會爆掉。今天早晨，他得等到天然氣公司的緊急維修工來了才能去上班。維修工到了以後，喬開門讓他進來，然後就豁出去了，把維修工丟在家裡修暖氣爐，自己跑去開會，他只能在心裡祈禱這傢伙是個好人，不會搬空他的家。喬快步跑到他的奧迪（Audi）車裡，馬上發動開去公司，他只剩二十五分鐘，但車程卻有三十分鐘，他決定稍微違反一下交通規則。

現在，喬加足馬力沿著上班路線疾駛而去，他的牙齒咬得咯咯響，暗暗在心裡咒罵那些慢慢開的駕駛，其實也就等於是在咒罵全部的駕駛人啦。他闖了幾個紅燈，走路肩闖過一條壅塞的道路，一心盼望不管怎麼樣他都能夠趕在八點以前抵達公司。一連碰上三個綠燈時，他心想搞不好能順利抵達。他用左手操縱方向盤，伸右手摸摸助手席，確定是否記得帶旅行袋出來。除了這些事情以外，他今早還得趕搭十點十五分飛往紐約的飛機，他得替公司出趟差，而在會開完之後他當然沒時間再跑回家拿這些東西。他摸了摸旅行袋像墊子似的皮革——旅行袋就在這裡，而且已經打包好了。

就在這個時候，喬突然想到了一件事情。他忘了餵銳跑（Reebok）。銳跑是喬養的金黃色拉布拉多犬，現年三歲大。之所以命名為銳跑，是因為喬工作還沒這麼忙的時候，習慣清早帶他這隻熱情洋溢的新寵物去慢跑。而在工作越來越忙以後，他每天早晨的例行公事就取消了，喬在他小小的後院圍起了籬笆，然後在地下室弄了一個狗可以進出的門，這樣一來銳跑就可以自個兒到外頭去。如今，他們只有週末的時候才會一起到公園跑步。但不管有沒有運動，銳跑每星期都要吃好幾磅「希爾思」（Science Diet）狗食，加上大量的剩菜剩飯，以及至少滿滿一盒的巨大牛皮骨零食。這隻狗的食量相當驚人，而牠光是得到那兩樣樂趣——跟喬相處和吃牠的食物——日子就過得相當幸福。

喬從銳跑出生不久就開始養牠了。喬小時候很想養寵物，但他爸爸不准養，所以他對自己發誓，等長大成人而且功成名就之後，就要養一條大狗。起初，銳跑和那輛奧迪車並沒有很大的不同，都是他買來犒賞自己的禮物，但不久之後，喬就愛銳跑愛到不可自拔。他怎麼有辦法不愛銳跑？銳跑愛喬愛得要死，而且銳跑的愛是無條件的，從牠小

---

1 英國作家、新聞工作者，以「布朗神父」為主角的偵探小說系列聞名（1874-1936）。

時候起，只要喬人在屋子裡，喬走到哪牠就跟到哪，喬就像是整個宇宙的中心。等銳跑從小狗長成大狗以後，喬就了解到牠跟人類一樣擁有鮮明獨特的性格，牠那雙水汪汪的棕色大眼盛滿了跟人類一樣多的靈魂。如今，不管喬什麼時候望向牠的大眼，銳跑就會抬起米黃色的額頭，皺出幾條摺摺疊疊的皺紋回望他。銳跑很可愛，但傻乎乎的，可是牠這麼做的時候，看起來卻像在深思熟慮，彷佛能讀懂喬的心思，而且眞的很關心喬。

喬有時候就像今天這樣會出差，會離家一兩天，或甚至更多天，每當他出差回到家的時候，銳跑就會立刻原諒他的遠行，興高采烈地跑到門口迎接他。喬在出差之前，總會留下好幾碗滿滿的狗食和水，這樣他不在的期間銳跑就不會餓肚子，銳跑總是全都吃光光。但這一次，因爲暖氣出了問題，加上他因八點要開的會而緊張，所以竟然忘了餵狗。他沒有留食物給銳跑，可能連水都沒留，而在他明天晚上出差回來之前，銳跑什麼東西都沒得吃。「或許我可以打電話叫誰幫個忙。」喬絕望地想著。但他現在剛好處在感情空窗期，所以沒有人有他家的鑰匙。

他突然領悟到這個情況實在太棘手，根本就沒辦法解決，他把方向盤握得更緊了。他絕對得趕上這個會議，繼續開的話他可以準時抵達。可是銳跑怎麼辦？喬知道銳跑餓個一兩天是不會餓死的，但銳跑會很可憐，而且還沒水喝。「動物得多久沒喝水才會渴死啊？」喬實在不曉得。他車還是開得飛快，他試著考慮現有的選項，可以做的選擇一個個冒出來。他可以開完八點的會再回家餵狗，但這樣他就會錯過十點十五分的飛機，而他這趟出差甚至比早上的會議更重要；他可以去開八點的會議，然後中途開溜。不行，這樣會引起大家的反感；他可以設法搭晚一點的飛機，但紐約那個商務約會就會嚴重遲到，可能還會錯過，如果他錯過的話，事務所搞不好會叫他捲鋪蓋走人；他可以先不管他的狗，等到明天再來管；他可以現在就掉頭回去，錯過八點在事務所開的會，把狗安頓好，這樣他還能趕到機場去搭十點十五分的飛機。

喬就像是痛苦萬分的人，大聲呻吟，猛地跌坐在車座裡。離他公司只剩幾條街，但他還是把車停在掛著「僅供施工使用」（Construction Only）標誌的地方，打手機到公司，請祕書通知早上開會的人說他不克參加。他把車掉頭，回家餵銳跑。

良心是什麼？

從某個角度來看，這件事情實在太讓人跌破眼鏡了，這個叫做「喬」的人竟然決定缺席一個很重要的會議，這個會有好幾個有錢客戶參與，可是件大事，他已經準備好幾天，攸關他的個人權益。起初，他做盡一切能趕上這個會的事情，他甘冒風險，把房子裡的所有家當都留給素昧平生的維修工，而且還開快車、違反交通規則拿自己的生命開玩笑。但接下來，都到最後關頭了，他竟然掉頭回去餵一條狗，一個傻乎乎、不會說話的生物，牠甚至不會指責喬把牠丟下不管。喬犧牲了「高風險、高報酬」的欲求，反而去做一件不會有人知道的事情（或許維修工可以啦），這個決定對他一點好處也沒有，連一毛錢都拿不到。一個年輕有爲、野心勃勃的律師怎麼可能會做出如此愚蠢的事情？

喬把車掉頭回去的時候，我想大多數的讀者都會會心一笑。我們對他趕回家餵狗感到很欣慰。但爲什麼會覺得很欣慰？喬的行爲是出於良心嗎？這就是我們在嘉勉一個人的行爲時所意指的東西嗎？像是「良心阻止了他」？不管怎麼說，這個在我們身上我們稱之爲「良心」的東西，這個看不到、躲不掉而又無法收買的東西，到底是什麼？

就算這個例子很簡單，這個問題還是很複雜。很令人訝異的是，有很多跟良心無關，不管是個別或是綜合的動機，都可能讓喬（或是我們任何人）做出這種從表面上看來很犧牲小我的選擇。比方說，或許喬只是受不了「他從紐約出差回來後，發現他的拉布拉多犬渴死在廚房地板上」這個狀況。他不曉得狗在沒水喝的情況下，到底能活多久，他不願意冒這個險，但他厭惡這個駭人景象不能算是有良心。這是嫌惡或是恐懼。

或許喬之所以跑回去，是因爲他的鄰居若聽到銳跑因飢餓而哀嚎，或者更糟糕的是，如果他們得悉因爲喬出差，所以這隻狗被關在家裡，最後孤零零地死去，他不知道鄰居會作何感想。他要怎麼對朋友或是熟人解釋？當然，喬這種憂慮也不能算是有良心，比較像是他預料日後將會抬不起頭來做人，或是在社會上被人排斥。如果這就是喬趕回家餵狗的原因，那麼他不是第一個基於「害怕別人會怎麼看他」而做出決定的人，而且也不是基於「如果很確定沒人知道他這些行徑，那麼他會怎麼做？」做出選擇。別人的看法就能讓我們乖乖守規矩，這比其他任何標準都管用。

或許這件事情跟喬怎麼看他自己有關。或許喬並不希望自己是虐待動物的卑鄙小人，他希望自己是個好人，這個自我形象對他來說至關重要，因此他別無選擇，只能犧牲這場重要的會議來維護他的形象。用這個說法來解釋喬的行爲特別說得過去。對某些聲名狼藉的人來說，「維護自我形象」確實是很重要的激勵因子。在文學以及人類行爲的歷史敘述裡，爲個人尊嚴拋頭顱、灑熱血被認爲是很「光榮」的事情。爲了個人的「榮譽」，犧牲生命也在所不惜；爲了個人的「榮譽」，發動戰爭也在所不惜，「榮譽」是一個自古流傳至今的重要追求。而在當代心理學的領域裡，「我們如何看待自己」被翻譯成更新穎的概念——「自尊」（self-esteem）。這個主題或許是最多人書寫的心理學主題。

或許喬是自願放棄今日工作上的一些要務，這樣他明日照鏡子的時候，才會覺得比較好過——這樣他在自己眼裡依然「値得尊敬」。這很値得嘉勉，也非常有人味——但這都不算是很有良心。

這件事情的真相很有趣：很多看起來像是很有良心的事情，其實是被其他一些因素所驅使的——恐懼、社會壓力、自尊甚至僅僅是習慣。而就喬這個例子來說，眾家讀者應該會更偏愛跟良心無關的解釋吧，因爲他的某些行徑早就很惹人非議了。他經常把那隻還很小的狗獨自丟在家裡好幾個小時，有時候幾乎達兩天之久。而這個早晨，雖然他蹺掉會議回家餵狗，但他還是打算搭十點十五分的飛機去紐約，一直要到第二天晚上才會回到家。銳跑還是得自個兒待著，沒有人陪牠，而且除了那個用籬笆圍起來的小後院，哪裡都去不了。把狗丟在這樣的情況裡實在很不好——這反映出喬對動物的社交需求缺乏一定的同理心。儘管如此，老實說，對寵物好也不一定就是有良心。任何一個聰明機巧的反社會人格者爲了遂行陰謀詭計，都能在短期間內表現得像聖人般善良。不管是出於愚昧無知，或是缺乏同理心（喬的例子或許就是如此），或只是一般心理學所講的「否認」作用（denial）[2]。

不管是好心的行爲，或是審慎的行動，或是對別人會如何回應我們的考慮，或是爲了個人尊嚴而做的高尚舉動，上述事情就跟良心一樣，大多數時候都會對世界產生正面的效應，而上述任何一件事情也會得出回家餵狗的結果，但上述所有事情沒有一件可以被定義爲良心。這是因爲良心說不能算是行爲，良心並不是我們所做的事情，也不是我們所深思熟慮的事情。良心是我們所感受到的東西。換句話說，良心既不是行爲，也不是認知。良心主要是存在於「感情」（affect），更爲人所知的說法是「情感」（emotion）領域裡。

爲了搞清楚這當中的分別，就再來看看喬的例子。他對他的狗不是一直都很好，但他有良心嗎？在喬放棄開會跑回家拯救銳跑的時候，必須有什麼證據才能讓心理學家斷定他的行爲是出於良心，而不是因爲別人會怎麼看他，或是爲了維護他自己的形象，或是出於金錢上的考量（他在三年前花了一千兩百美元買了這隻保證不會得髖關節發育不全症，或心臟病的純種拉布拉多幼犬）？

身爲心理學家，這個故事裡，我最信服的是這個現在拿出來談的特徵，也就是喬對銳跑有感情。他在情感上依附（emotionally attached）他的狗。銳跑會跟著喬滿屋子跑，而喬很喜歡銳跑總是跟在他的屁股後面。喬會凝視銳跑的眼睛。銳跑把喬從只是把寵物當犒賞自己獎品的主人；改造成如今把寵物當心肝寶貝的主人。因爲有這層情感依附，我相信喬取消早上的計畫趕回家照顧狗的時候，是出於良心。如果我們能夠餵喬吃吐實劑，然後問他在他決定把車掉頭回去時，他內心裡到底在想些什麼的話，他或許會說出下面這番話，「我就是無法忍受『銳跑在那段時間裡就要一直餓肚子、一直渴得要

2 心理學名詞，一種心理防衛機轉，個體透過潛意識否認現實來逃避會產生痛苦或焦慮的現實。

命』的想法。」如果他這樣說，我就會相信喬的所作所爲確實是受到良心驅使。

我會用「良心的心理學」（the psychology of conscience）來評價喬。用心理學的術語來說，良心是某種像義務感（sense of obligation）的東西，是建立在對另一個活物（通常是人類，但不見得都是人類）的情感依附上，或甚至是建立在跟人道有關的情況上。如果跟某人，或是某事沒有情感連結（emotional bond），良心就不存在。而如果良心就是建立在跟某人、某事的情感連結上，良心就跟情感光譜裡稱爲「愛」的東西有密切關係。對有良心的人來說，良心和愛的結盟關係，能夠賦予良心彈力和自主權，或許還能夠賦予良心讓人感到困惑，或是洩氣的特質。

良心會驅使我們做出似乎很不合理，或甚至會毀了自己的決定，從瑣碎小事到英雄事蹟，從錯過八點的會議到爲了深愛的國家就算被嚴刑拷打，也依然堅不吐實。良心之所以可以用這種方式來驅使我們，是因爲它的燃料並不是別的東西，而是我們最強烈的情感。而親眼見識到，或是聽說有人做了出於良心的舉動，就算是跟餵狗一樣普通，也都會讓我們感到很高興，因爲任何出於良心而做的選擇，都會讓我們聯想到我們，以及和我們有關係的人、物之間有親密聯繫。跟良心有關的故事就是跟活物有聯繫的故事，我們下意識就能辨認出來，所以會對這個故事報以微笑。我們了解喬在跟良心對抗的時候心情有多苦惱，而我們也會對喬和銳跑報以微笑，因爲我們看到別人相親相愛時總是很高興。

良心的歷史

不是每個人都有良心，雖然良心就是建立在我們對他人情感依附上的義務感。有些人從來都沒有體驗過這麼強烈的不安，起因於我們讓別人感到失望，或是我們傷害了別人，或是剝削了別人，或甚至是殺害了別人。如果前五感（視覺、聽覺、觸覺、嗅覺、味覺）是屬於生理上的感覺，而「第六感」是所謂的直覺，那麼良心算是第七感。這種感覺在人類的進化上發展得比較晚，而到目前爲止，也還談不上人人皆有。

而情況更糟糕的是，我們通常無法分辨有良心和沒有良心的人。年輕有爲、野心勃勃的律師可能有這個第七感嗎？當然有可能。兒女成群的母親有可能有這個第七感嗎？當然有可能。負責整個教區教徒靈性福祉的神職人員有可能受良心約束嗎？我們希望他有。領導一國人民、有權有勢的政治領袖可能有良心嗎？當然有可能。我們也可以換個問法，上述這些人有可能完全沒有良心嗎？答案也是當然有可能（這可眞是令人膽戰心驚啊）。

「惡」的匿名性（the anonymity of "evil"），以及其頑強抗拒和任何特定社會角色、種族或是體型扯上關係，總是讓神學家和近代科學家傷神不已。在人類歷史上，我們花了很大的力氣才區分出「善」與「惡」，也才發現可以解釋「為什麼有些人的身上似乎只有惡？」的方法。西元四世紀的時候，基督教學者聖哲洛姆（Saint Jerome）用synderesis這個希臘字描述人類用來感受善惡差異的能力。這個能力與生俱來，是上帝賜予的[3]。他重新詮釋以西結（Ezekiel）[4]聖經版：「從一朵包括閃爍火的大雲、周圍有光輝、從其中的火內發出好像光耀的精金……顯出來的四活物（four living creatures）……每個活物都有人的形象，各有四個臉面……前面有人的臉，右面有獅子的臉，左面有牛的臉，後面有鷹的臉。」[5]聖哲洛姆是如此解讀以西結的夢境，人的臉代表的是人類的理性面，獅子的臉代表的是人類的情感面，牛的臉象徵的是人類的欲望，而翱翔的老鷹是「良心的火花，就算在該隱（Cain）[6]的心裡也沒有熄滅……而在我們被邪惡的欲望，或是不受約束的心靈打倒時，良心也使我們感到罪孽深重……然而，在我們看到的一些人身上，這個良心卻被打倒並被移除了；他們毫無罪惡感，對他們的罪行也不覺羞恥。」

關於良心的本質，和聖哲洛姆同時代的傑出神學家聖奧古斯丁（Augustine of Hippo）[7]，看法跟聖哲洛姆一致[8]。聖奧古斯丁讓信徒相信：「人類看到寫在光之書（book of light）裡的道德規範，稱之為眞理，而所有的律法都是眞理的摹本。」

但還有個顯而易見的問題沒有解決。既然眞理——關於善惡的絕對知識——是上帝賜給所有人類的，那麼爲什麼所有的人類都不「善」？爲什麼一些人身上的良心被打倒並被移除了？幾百年來，這個問題一直是神學關於良心的討論核心。儘管棘手，但他們提不出其他看法——只有一些人有良心——因爲這就表示，上帝透過不賜予僕人眞理而在世界上創造了惡，而且也用挺隨機的方式把惡散布到形形色色、三教九流的人身上。

神學上關於良心的兩難，似乎在十三世紀的時候得到了解決，聖托瑪斯・阿奎那（Thomas Aquinas）[9]認爲，synderesis（聖哲洛姆提出，絕對正確的、由上帝賜予的，

3 參見伊凡斯（G. Evans）所著的《彼得・朗巴德「教父名言集」中世紀注疏》（*Mediaeval Commentaries on the Sentences of Peter Lombard*）。

4 古代以色列的先知和祭司。《舊約聖經》〈以西結書〉的主要人物，也是該書一部分的作者。

5 引自〈以西結書〉。

6 亞當的長子，殺害其弟亞伯（Abel）。

7 基督教神學家、哲學家，北非希波主教。

8 參見聖奧古斯丁所著的《懺悔錄》（*Confessions*）以及沙里寧（R. Saarinen）所著的《中世紀思想（從聖奧古斯丁到布里丹）裡的「意志薄弱」》（*Weakness of the Will in Medieval Thought from Augustine to Buridan*）。

9 義大利神學家，經院哲學的集大成者。

關於是非的知識）和conscientia[10]（包含很容易犯錯的人類理性在內，必須經過掙扎才能做出影響行爲的決定），兩者之間有一個不同點[11]。爲了讓我們選擇「應該採取何種行動」，上帝提供理性完美的資訊，但理性本身卻相當微弱（weak）。在這個體系裡，人類很容易做出錯誤的決定，但不欠缺良心，而人類之所以很容易做出錯誤的選擇，應該怪罪錯誤的決定和行動。相較之下，根據聖托瑪斯·阿奎那的說法，「synderesis不能犯錯；它提供不會變化的原理，就像掌管物質世界的定律不會變化。」就用這個觀點來看我們的例子吧。喬想起他的狗沒東西吃、也沒水喝的時候，他與生俱來、上帝賜予的synderesis（良心）就立刻通知他，絕對正確的行動就是趕快回家把狗安頓好。而conscientia，這個關於人類應該如何作爲的「精神爭論」（mental debate）就把這個眞理拿來仔細權衡。喬並沒有馬上就把車掉頭，反而花了幾分鐘的時間細細考慮，而這個事實正是人類理性（其本質很「弱」）所作用出來的結果。用聖托瑪斯·阿奎那的體系來看，喬最後還是做出了正確的決定，而這表示喬的道德德行（moral virtues）——藉由變得更「強」的理性——往正確方向發展。假如喬最後的決定是就讓狗餓肚子、沒水喝，那麼用神學的術語來說，他的理性就變得更弱了，而指引他的道德德行往地獄的方向走。

我們先來討論神學的基本事實，根據早期教父（early church fathers）[12]的說法：

（一）道德規範是絕對的。

（二）所有的人類天生就知道這個絕對眞理。

（三）不良行爲是不完善的思考造成的，並不是缺乏synderesis或是良心，既然我們全都有良心，那麼只要人類的理性能夠臻於完善，也就不會有不良行爲。

這三個關於良心的信條，確實是近代以來世界上多數人所抱持的，影響了我們看待自己與其他人的方式，就算到了今日，影響規模還是難以估算，我們更是難以拋棄第三

---

10 拉丁文裡的「良知」，也就是英文裡的良心（conscience）的字源。中世紀時，基督教神學家經常把conscientia這個字用於較低層次的「決疑論」（casuistry）裡，即用於處理具體情況，在個別場合中辨別善惡是非的「良知」。至於更高的、普遍意義的「良知」，他們用的就是synderesis這個希臘字，synderesis才是不會犯錯、明白無誤的，它是上帝賦予的，先天存在於每一個人的心中，無須經過學習和訓練就能獲得；而具體個別的conscientia則可能出錯，需要通過後天的學習、訓練和培養，才能使之趨於健全和正確。（引自何懷宏著的《良心論》）

11 參見麥克德默（T. McDermott, ed）編輯的《神學大全》（*Summa Theologiae: A Concise Translation*）、肯特（B. Kent）發表在《歷史哲學期刊》（*The Journal of the History of Philosophy*）上的〈暫時的惡：聖托瑪斯・阿奎那論無法自制〉（Transitory Vice: Thomas Aquinas on Incontinence）以及波茲（T. Potts）所著的《中世紀哲學裡的良心》（*Conscience in Medieval Philosophy*）。

12 教父是古代基督教著述家的泛稱，意爲教會父老。他們的著作大都對後世基督教教義和神學有較深影響，被尊爲教會傳統的重要組成部分，是研究基督教史和神學思想史的重要依據。

個信條。在聖托瑪斯·阿奎那做出synderesis宣言將近一千年的歲月裡，一旦有人不斷做出很荒謬的行爲，我們就會訴諸更新版「弱的理性」（weak Reason）典範。我們會推測，這個做錯事的人一定是喪失了理智，不然就是心智失常，要不然就是他早期的成長背景使他做出了這種事情。我們還是很不願意提出更直截了當的解釋：要麼就是上帝，要麼就是造化，忘了給他良心。

有七百年的歲月，關於良心的討論都集中在人類理性，和上帝賜予的道德知識之間的關係。這段時間裡出現一些邏輯推論方面的爭論，比較近期的爭論是圍繞在「相稱論」（proportionalism）[13]上——爲了得到「善」的結果，理性會要求我們做「惡」的事情，比方說，「正義的戰爭」（just war）[14]。

但到了二十世紀初葉，良心經過了一次天翻地覆的變化，起因是歐洲和美國越來越能接受佛洛伊德（Sigmund Freud）[15]這個醫師暨科學家（暨無神論者）提出的理論。佛洛伊德認爲，在正常的發展過程裡，幼兒的心智就會獲得一個內化的權威形象（authority figure），稱爲「超我」（superego）[16]，會逐漸取代現實裡的外在權威（external authority）[17]。現實裡的外在權威指的並不是上帝，而是一個人的父母。由於佛洛伊德「發現」了「超我」，等於是把良心從上帝手裡搶走，隨手放入家庭的魔掌裡。而良心的變動也逼得我們不得不改變，改變已經沿用了好幾百年的世界觀。我們的道德指引突然出現致命的缺陷，絕對眞理（absolute Truth）從此以後讓位給不確定的「文化相對論」（cultural relativism）[18]。

佛洛伊德所提出的心智結構模式並不是分爲人的部分、獅子的部分、牛的部分和鷹的部分。相反地，他的心智結構模式分成三個部分，分成「超我」、「自我」（ego）和

---

13 這種理論主要是用來解決道德衝突情況中的抉擇問題，相稱論的基本出發點是：道德應然以價值實現爲基礎。因此，道德上正確的行爲就是，從人性整體（Gesamthumanum）來考量時，能實現最大價值的行爲。由於大部分行爲在實現某些價值時，都同時帶來負面的價值，這種情形尤其以價值衝突的處境最爲明顯，因此相稱主義便要求，同一行爲所帶來的正價值與負價值應有相稱性（Verhä ltnismä ß igkeit）。只有在這相稱性存在的時候，才有實踐該行爲的相稱理由（引自孫效智的〈從倫理學行爲理論談結果主義〉）。所謂的道德上正確的行爲指的是能夠允諾（帶來）最大比例的價值（the greatest proportion of value）和最小比例的負價值（disvalue）的決定。

14 歐洲中古時期的概念，意指統治者通過正式宣告並擁有正當動機，就可以派武裝部隊到轄區以外的地方去保衛權利、糾正錯誤。也就是合乎正義、合乎道德原則的戰爭。

15 奧地利精神病學家，精神分析療法的創始人和精神分析學說的奠基者。

16 爲理想我，早期將從父母及團體處學到的道德觀念和社會規範、價值觀、理想，自然內化而成的人格結構。

17 參見佛洛伊德所著的《自我與本我》（*The Ego and Id*）和《文明及其不滿》（*Civilisation and Its Dsicontents*）。

18 人類學的一個學派。這一學派認爲，任何一種行爲（例如信仰或風格），只能用它本身所從屬的價值體系來評價。

「本我」（id）。「本我」包含所有與生俱來的性本能（sexual instinct）、沒想太多就爆發的攻擊本能（aggressive instinct），以及生物性的欲望（biological appetites）。就其本身而論，「本我」通常都跟文明社會的要求發生衝突。相較之下，「自我」就是心智的理性、意識面。「自我」能夠合乎邏輯地思考、訂定計畫並且記憶，而且因爲「自我」具備這些功能，所以可以直接跟社會互動，幫比較原始的「本我」把事情做好。「超我」是兒童在吸收父母，或是社會要求他遵守外部規則時從「自我」裡長出來的，最終變成心智發展上的一股獨立力量，會單方面地批判，或是引導兒童的行爲和想法。「超我」是很會指使人、讓人有罪惡感的內在聲音，會對你說「不行」，就算你身邊根本就沒有半個人。

「超我」的基本概念對我們來說相當合理。我們經常可以觀察到兒童內化爸媽叫他們遵守的規則，他們甚至會強迫自己接受這些規則，例如媽媽皺著眉頭對四歲大的女兒說，「不准在車裡吵鬧。」過了幾分鐘後，這個小女孩會兇巴巴地對著正在吵鬧不休的兩歲大妹妹叫道，「不准在車裡吵鬧！」

而大多數人在成年之後都曾經聽過「超我」對他們說話。事實上，有些人會經常聽到。我們腦海裡的聲音會對我們說，「你這個白癡！你幹嘛做那件事情？」「沒有在今天晚上完成某份報告的話，你會覺得很過意不去。」或是「你最好去檢查檢查你的膽固醇。」而應用在喬和銳跑的故事裡，喬放棄開會很有可能是超我幫他下了決定。爲了說明，就假定喬的父親不給喬養寵物，曾經在喬四歲時對他說，「喬喬，不行，我們不能養狗。養狗的責任太重大了。如果你養狗的話，你永遠都得中斷你手頭上的事情去照顧牠。」喬成年以後所做的決定，那個把車掉頭回去的決定就很可能是「超我」替他選擇，「超我」堅持他非得履行父親講的話。

用更深入的方式來說，佛洛伊德或許會質疑，喬整個上午的狀況可能都是喬的「超我」故意造成（當然是出於無意識）：因爲太匆忙了，所以忘了給狗弄吃的、喝的。這樣一來，他父親講的話就能夠「得到印證」，而喬也因爲養了一隻寵物而「受到懲罰」。因爲，在佛洛伊德的理論裡，「超我」不只是聲音，而是執行者、精密複雜的操縱者、道理的證明者。「超我」會指控我們，會審判我們，會判我們刑，而且「超我」會在我們完全沒有意識到的情況下，把事情搞定。雖然「超我」有助於一個人在社會上生存，但也可能變成一個人的性格裡最具壓倒性的部分，或許還是最具毀滅性的。根據精神分析學家的說法，特別嚴苛的「超我」——老是在一個人的腦海裡嘮叨個不停——可能會害一個人終生鬱鬱寡歡，或者甚至還會逼這個可憐的受害者結束自己的生命。

因此佛洛伊德就提出了一個非宗教性的概念：有些人的良心或許需要修補，而透過精神分析，或許能把良心給修補好。

更令人震撼的是，佛洛伊德和他的門徒還用「超我」理論來解釋兒童如何解決「伊底帕斯情結」（Oedipus complex）[19]。「伊底帕斯情結」，發生在女孩身上的時候就稱爲「伊蕾克特拉情結」（Electra complex）[20]，是在幼兒開始（差不多是在三到五歲的時候）了解到他（或她）；永遠都無法完全擁有自己的母親（或父親）時所形成。用白話來講，男孩必須接受他們沒辦法娶他們母親的事實，而女孩必須接受他們沒辦法嫁給他們父親的事實。「伊底帕斯情結」，以及由此引發想和跟父母一較高下的感受，甚至害怕或是憎恨跟自己同性別的父母，對兒童與家人之間關係的影響實在太大，而且也太危險，根據佛洛伊德的說法，這些情結和感受就必須被徹底「壓抑」（repressed），也就是抑制它們，避免它們進入意識，而這個「壓抑」（repression）[21]作用是透過大幅強化兒童的「超我」運作。從這個觀點來看，萬一對不同性別的父母產生了性方面的感受，或是對同性別的父母產生了敵對性感受，藉由新近才經過強化的「超我」——馬上就升起令人難以忍受的罪惡感——就能把這些感受抑制下來。如此一來，「超我」就在兒童的內心裡占了一席之地，而且擁有了最大的優勢。我們弄來一個嚴厲的老師管教自己，以滿足我們渴望待在團體裡、渴望成爲團體一分子的需求。

不管大家對這套理論有什麼想法，但我們還是得肯定佛洛伊德的成就，因爲他沒有把道德感理解成什麼一體適用的神祕法典，反而把道德感理解成動態的感受，而且跟家庭與社會聯繫有很密切的關係。佛洛伊德發表了很多跟「超我」有關的著述，他讓逐漸覺醒的科學界了解，我們對律法與秩序的尊重不只是外界強加給我們的。我們之所以遵守規範，之所以彰顯美德，主要是來自我們內在的需求，這個需求始於我們的嬰兒期與幼兒期，就是我們渴望家庭與人類社會能夠保護我們、接納我們。

良心vs.超我

不管一個人是否相信「超我」是內心的謀畫者，或者用佛洛伊德的話來說，就是「伊底帕斯情結的繼承者」，都得把「超我」理解爲一個很豐富、很實用的概念。「超我」是我們內在的聲音，得自我們童年時期跟重要他人之間的關係，「超我」會批評我們的缺點，會指責我們所犯的錯誤，是主觀經驗的一個特徵，大多數人很容易就能夠辨認出來。「不要做那件事情。」「你不應該那樣想。」「小心！你會傷到你自己。」「對

19 也就是戀母情結，指男孩戀母憎父的本能願望。
20 也就是戀父情結，指女孩愛慕父親的本能願望。
21 心理學名詞，個體防止危險、無法忍受的痛苦或會引起罪惡感的想法等等進入意識中。壓抑是所有其他機制存在和運作的根本基礎。

你妹妹好一點。」「把你製造的垃圾清乾淨。」「那個東西你買不起。」「呃，那樣做很不聰明。」「你得去處理那件事情。」「別再浪費時間了。」「超我」每一天都在對著我們碎碎念。有些人的「超我」甚至更不客氣、更難搞。

儘管如此，「超我」跟良心並不是同一回事。從主觀來看，「超我」看起來很像良心，也可能是良心的一小部分，但「超我」不等於良心。因爲佛洛伊德在把「超我」概念化的時候，不分精華糟粕全盤否定，就像「把嬰兒連洗澡水都一起倒掉了」（threw out the baby with the bathwater）。佛洛伊德把「道德絕對主義」（moral absolutism）[22]逐出心理學，也把其他東西一起趕出去了。事實上，佛洛伊德把「愛」，以及所有跟「愛」有關的情感都逐出去了。雖然他說，兒童除了懼怕也愛他們的父母，但他描述的「超我」全都建立在恐懼上。在他看來，就像我們小時候很怕父母嚴厲批評，我們長大以後也很怕「超我」痛斥的聲音。而恐懼就是一切，佛洛伊德的「超我」裡並沒有愛、同情、溫柔或是任何正面情感的存在空間，但這些情感都跟建立良心有很大的關係。

就像我們在喬和銳跑的例子裡所看到的，良心是一種義務感，建立在我們對其他人的情感依附上，是建立在我們對其他人情感依附的所有面向上，尤其包括了愛、同情與溫柔。事實上，那些擁有第七感的人，他們的第七感主要是建立在愛和同情上的。幾百年來，我們已經從相信有一個由上帝所指引的 synderesis；進展到相信有一個會懲罰人的、像父母般的「超我」；再進展到了解良心跟我們關心別人的能力息息相關。這第二個進展——從腦海裡的審判進展到內心裡的命令——讓我們對人性比較沒那麼悲觀，而且對人類的未來比較樂觀。而這個進展也讓我們認識到，我們必須承擔更多責任，有時候還得承擔更多痛苦。

爲了說明起見，我們就來想像可能會發生的極端情況，有天晚上你的感官暫時打烊了，所以你偷偷溜進一個長得特別可愛的鄰居家裡，無緣無故就把她的貓殺了。你那些感官在天破曉之前又恢復運作了，你發現了自己幹的好事。你會作何感想？你的罪惡感會怎麼反應？你躲在客廳窗簾後面，看著你的鄰居走到前面的階梯，發現了她的貓。她蹲在地上，把已經沒有生命跡象的寵物抱在懷裡。她哭了很久。

你首先會想到什麼？你的腦海裡有個聲音在尖叫，「汝不可殺人！你會爲此坐牢的！」所以你就開始思考將要面對的後果？或者，你馬上就覺得自己有病，因爲你殺了一隻動物，害你的鄰居哭得很傷心？你看著悲痛不已的鄰居，最初那幾分鐘，你最可能出現什麼樣的反應？這個問題能夠辨別你是什麼樣的人。你的答案決定了你接下來將會

22 這個主義認爲存在判定道德問題的絕對標準，而且不管一個行爲發生時的情勢爲何，都可以判斷一個行爲的對與錯。

採取的行動，而且也能夠判斷你是只被「超我」左右，還是受到良心的影響。

我們也可以拿同樣的問題來問喬。他之所以決定放棄會議，是因爲他下意識的恐懼（這些恐懼是小時候他爸爸灌輸給他的），還是因爲他想到銳跑的處境時，他就痛苦得受不了？究竟是什麼原因引導他做出選擇？就是「超我」嗎？還是已經成形的良心？如果是良心的話，那麼喬決定缺席早就排定的會議多少說明了以下事實——諷刺的是，良心並不總是守規矩。良心把人（有時候也把動物）看得比行爲規範和機構期望（institutional expectations）更重要。良心摻雜了濃烈的情感，把我們緊緊聯繫在一起，而且聯繫得比我們想像中更緊密。良心比律法更珍惜人道主義理想，如果事態嚴重的話，良心甚至願意去吃牢飯。但「超我」絕不會這麼做。

「超我」會指責我們，「你怎麼這麼調皮」或是「你沒資格養寵物」。良心則會堅持，「不管出了什麼事情，你都得照顧他（或她或牠或他們）。」

「超我」建立在恐懼上，它躲在黑色帷幔後面指責我們的不是，雙手將你絞扭得緊緊的。而良心則會叫我們去關心別人。良心建立在情感依附上，它會叫小媽媽放棄她最愛的指甲油，把錢拿去買嬰兒吃的小罐豌豆泥。良心會保護親密關係，會叫朋友信守承諾，會阻止憤怒的配偶反擊回去。良心會叫累得要死的醫生凌晨三點還起床接病人的電話。當人命受到威脅的時候，良心就會挺身揭發機構的惡行。良心會號召人民上街頭反戰。良心會讓人權分子甘冒生命的危險。如果你不僅有良心，而且還有非凡的道德勇氣，那你會是德瑞莎修女、甘地、曼德拉（Nelson Mandela）[23]、翁山蘇姬（Aung San Suu Kyi）[24]。

良心用各式各樣的方式改變這個世界。良心根植於情感連結，良心倡導和平，反對憎恨，拯救兒童。良心維持婚姻，清理河流，餵狗。良心讓人過更好的日子，良心讓人更有尊嚴。良心是眞實的，也是令人信服的，如果我們欺負鄰居，良心就會讓我們覺得渾身不對勁。誠如我們即將看到的，問題是出在並不是每個人都有良心。事實上，這個世界上有四%的人沒有良心。下一章就來探討這種人——沒有良心的人，並且看看這種人是什麼樣子。

23 南非政治異議分子，因爲反對種族隔離政策而被囚禁二十七年，出獄後曾經當選南非總統，也曾獲諾貝爾和平獎。

24 緬甸反對派領袖，爲緬甸獨立而獻身的民族英雄翁山與緬甸傑出的外交家金姬之女，長期被軍政府軟禁，是緬甸爭取民主自由的精神領袖，曾獲諾貝爾和平獎。

第二章

冰人：反社會人格者

良心是我們的靈魂之窗，邪惡則是窗簾。

——道格・荷頓（Doug Horton）[1]

小男孩史基普在成長階段的時候，他們家族在維吉尼亞州的山上小湖邊買了度假小屋，他們每年夏天都會去那裡住一段時間。史基普從八歲就開始跟家人去那裡度假，一直到他上高中爲止。史基普每到夏天都很盼望能去維吉尼亞州避暑。在那裡其實沒太多事情可做，但他發明了一個好玩的活動，所以就算其他時候都很無聊他也就不在意了。事實上，他冬天去上學的時候，當哪個笨蛋老師一直在講什麼無聊事情時，他腦海裡就會出現在維吉尼亞州湖邊玩遊戲時的情景，然後他會因爲開心而笑出聲。

史基普很優秀，長得也很俊俏，就算在小時候也是這樣。「很優秀、很俊俏」——他的父母以及他父母的朋友，甚至他的老師都一再提到這一點。也因爲如此，他們實在無法理解爲什麼他的成績是如此平庸，或是爲什麼他長大以後，似乎對跟女孩子出去玩沒什麼太大興趣。但他們並不知道打從史基普十一歲起，他就和很多女孩出去玩了，但並不是他的父母或是老師所以爲的那種方式。通常都有比他年長的女孩，會拜倒在他的甜言蜜語與迷死人不償命的笑容底下，會偷偷把他帶進房間，有時候他們就只會到遊樂園裡找個隱密的角落，或是躲在壘球場的露天看台底下親熱。至於他的成績，他確實天資聰穎（他可以每一科都拿A＋），他輕輕鬆鬆就可以每一科都拿C，而他也的確每一科都拿C。他三不五時還可以拿個B，因爲他從來都不讀書。老師都很喜歡他，他們都無法抗拒他的笑容和恭維，而每個人都假定小史基普最後會上一所好高中，接著再上一所好大學，雖然他的成績很普通。

他的雙親很有錢，用其他小孩的說法來說，他們家是「有錢得要命」。他在十二歲時，就好幾次坐在父母給他買的骨董「活動頂蓋寫字桌」（rolltop desk）前，計算爸媽死後他能分到多少錢。他偷來幾張財務紀錄，計算能分到多少錢。就算他無法算出正確金額，他也很清楚有朝一日他將會變得非常有錢。

儘管如此，史基普還是有煩惱。他大多數時間都無聊得要命。他用來消磨時間的事情，就算是跟女孩子玩、作弄老師、想著他的錢，也沒辦法讓他生龍活虎超過半小時。算他們家有多少財富確實是很好的消遣，但這些錢還不是他的，因爲他還只是個小孩。只有一件事情能夠讓他擺脫無聊，就是他在維吉尼亞州才能享受到的樂趣。他第一次到維吉尼亞州度假是在他八歲那年的夏天，他開始用剪刀把青蛙戳死，但他很希望能夠想出別的法子來殺青蛙。他發現只要把魚網撒在泥濘的湖岸上，一下子就捕到青蛙。他會抓住青蛙讓牠們仰躺，然後把牠們圓滾滾的大肚子戳破，接著就把牠們翻過來，觀看牠們果凍般呆滯的眼睛，隨著血慢慢流光，牠們的眼睛就不動了。然後他會使盡吃奶的力氣把青蛙屍體扔進湖裡，他一邊扔還一邊對著死掉的青蛙大喊：「眞是太可憐了，你這

1 英國著名詩人、作家暨批評家。

隻惡心的小青蛙！」

湖裡的青蛙實在太多，他每次都殺上好幾個小時，但湖裡看起來還是有成千上百隻的青蛙等著他明天再來殺。但第一年夏天結束的時候，史基普覺得他可以做得更好。他已經厭倦了把青蛙戳死。如果把這些肥嘟嘟的傢伙炸掉一定很酷，他想出一個很厲害的計畫。那年他回家以後，結識了好幾個年紀比他大的男孩，有個叫提姆的男孩跟他特別熟，提姆每年放春假的時候都會和全家人到南卡羅萊納州玩。史基普聽說南卡羅萊納州很容易就能買到煙火。史基普只要稍微給一點甜頭，提姆去那裡玩的時候就會幫他買一些煙火偷帶回來。第二年夏天，史基普就不需要用剪刀，他就可以玩煙火了！

在屋子裡找錢並不是什麼難事，這個計畫進行得很順利。隔年四月，史基普終於拿到了這個綜合煙火包，這些煙火眞是太棒了。他之所以決定買「星條旗」煙火包，是因為裡頭有最多小得能夠塞進青蛙嘴裡的煙火，有許多「羅馬焰火」（Roman candles）；還有一些「淑女的手指」（Lady Fingers），是種細細小小的紅色煙火；還有一串一英寸大小叫做「巫師」（Wizards）的煙火彈；還有他的最愛，幾個兩英寸大小的煙火彈，放在貼著「致命毀滅」（Mortal Destruction）標籤的盒子裡，上面還畫了一個骷髏頭和兩根交叉骨頭的海盜旗，象徵死亡的圖案。

第二年夏天，他把這些煙火一個個塞進捉來的青蛙嘴裡，點燃煙火，再把青蛙扔到湖面上方的空中。有時候他則會把煙火點燃，再把青蛙丟在地上，然後趕緊跑開，跑到遠處欣賞青蛙爆炸的景象。演出實在太壯觀了：血淋淋、黏答答，還有很多火光，有時候還伴隨巨大的聲響，和色彩繽紛的煙花。實在太精采了，他很快就想找觀眾來欣賞他的傑作。某天下午，他慫恿六歲的妹妹克萊兒跟他去湖邊，他叫她幫忙捉一隻青蛙，接著他就在她的眼前表演了一齣空中爆炸秀。克萊兒像瘋了般地尖叫，使盡吃奶的力氣飛快跑回小屋。

他家那棟宏偉豪華的「度假小屋」離湖邊半英里遠，就在一大片一百英尺高的鐵杉後頭。這個距離並不遠，史基普的爸媽還是聽得見爆炸聲，他們猜想史基普一定是在湖邊發射煙火。他們過了很久以後才明白，他並不是好管教的小孩，跟他相處的時候要很小心。他們不打算處理煙火的事，就算那時才六歲的克萊兒跑回家，告訴她媽媽史基普把青蛙炸掉的時候，他們也不打算處理。史基普的媽媽把圖書室裡的電唱機開到最大聲，而克萊兒則設法把她養的貓愛蜜莉藏好。

超級史基普

史基普就是反社會人格者。他沒有良心，他沒有建立起情感依附上的義務感，我們可以拿他日後的人生當作範例，讓我們了解，沒有良心的聰明人長什麼樣子。這種人沒有道德，也不關心別人，他最後的下場是一個人孤零零地待在社會的某個角落裡嗎？還是他一直都在威脅人，都在對人咆哮，都在胡說八道？我們通常會認為，他長大以後一定會變成殺人凶手。他最後或許會為了錢把爸媽都殺了。或許他會把自己給弄死了，或許他會被關在「高度安全管理」的監獄裡。但這些事情實際上都沒有發生。史基普依然活得好好的，他都沒有把誰殺掉，至少他都沒直接動手，而且，到目前為止還沒有人在哪座監獄裡見過他。相反地，他還沒繼承他父母的錢，但已經飛黃騰達、富甲一方。如果你現在遇見他，如果你是在餐廳裡，或是街頭上跟他擦身而過，他看起來就像穿著昂貴西裝、整潔體面的中年男子。

這種事情怎麼可能會發生？他痊癒了嗎？他改過向善了嗎？都沒有。實際上，他變得更壞了。他已經變成超級史基普。史基普靠著他還可以的成績、魅力還有家裡的影響力，真的進了麻薩諸塞州一所寄宿高中，他的家人都如釋重負，一方面是因為那所學校要他，一方面是因為他就要遠離他們的生活。他的老師仍然覺得他很有魅力，但他的母親和妹妹都已經知道他熱愛操控他人，全家都很怕他。克萊兒有時候會說「史基普的眼神很奇怪」，但她的母親只會惡狠狠地瞪她一眼，彷彿是在說，「我不想談這件事情。」不過，其他人看見的只是他年輕英俊的外表。

史基普申請大學的時候，他父親的母校（也是他祖父的母校）接受了他的申請，他入學以後就成了派對動物和少女殺手，他也成爲學校的風雲人物。他以平均是C的成績畢業，然後到一家比較沒那麼有名望的學校念MBA，他決定念MBA是因爲發現在商業界可以如魚得水，而且還能用與生俱來的本事來娛樂自己。他的成績並沒有變好，但他向人施展魅力，讓他人依他希望做事的能力卻精進不少。

他二十六歲的時候進了Arika Corporation，這家公司製造開採金屬礦產所需的爆破岩石、鑿岩、載運等等設備。他在關鍵時刻都刻意展現藍得令人心醉的雙眸，以及令人目眩神迷的笑容，他的老闆認爲他在激勵業務代表，以及跟重要人士接觸這方面擁有非比尋常的天分。至於史基普，他發現操縱受過教育的成年人，不會比他小時候勸說提姆去南卡羅萊納州度假時，順便幫他買煙火困難，而且撒謊（他謊撒得越來越天衣無縫）當然跟家常便飯一樣簡單。更棒的是，史基普長久以來都覺得人生很無聊，但他現在非常享受快進快出的冒險，以及附加的刺激，而且他比一般人更樂於挑戰無人敢冒的大險。他進這家公司還沒滿三年，就已經去過智利找銅礦，也去過南非找金礦，他的作爲最後讓Arika在礦井、露天礦坑這兩方面的採礦設備業界中，成爲全世界第三大的供應商。Arika公司的創辦人實在太賞識史基普了（但史基普私底下認爲他是個笨蛋），他還送史基普一輛全新的法拉利跑車作爲「他爲公司賣命的禮物」。

他三十歲的時候和茱麗葉步上結婚禮堂，茱麗葉是一個甜美可愛而且說話很溫柔的女孩，年僅二十三歲，她的父親是一個人人皆知的億萬富翁，是靠探勘石油致富的。史基普很確定的是，視茱麗葉爲掌上明珠的父親把他看作這輩子最想要的那種兒子——出類拔萃而且野心勃勃。而史基普則把身價億萬的岳父看作他一張通往世間一切的通行證。而且他還把即將過門的妻子看作甜美可愛，而又循規蹈矩的淑女（他的看法相當正確），她會認命接受她將扮演的角色，也就是妻子兼替他搞公關、辦活動的人，而且她也會假裝不知道史基普還是跟以前一樣——不只不負責任，還會到處結露水姻緣。她在他的保護之下會很引人注目，而且也會很受人敬重，而且她會把嘴巴閉得緊緊的。結婚前一個星期，史基普的母親——她現在跟茱麗葉比跟自己兒子更親了——質問她的兒子，「你們的婚姻……你眞的需要毀了她的人生嗎？」史基普一開始並不把她的話當一回事。但接著他好像突然發覺這件事情很有意思，於是他就咧嘴大笑，對他母親答道，「我們倆都很清楚她是永遠都不會發現的。」史基普的母親有好一會兒搞不清楚他這麼說是什麼意思，接著她就被自己兒子的無情嚇得直發抖。

他已經結婚了，而且在社會上已經有一席之地，而且每年還給Arika帶來將近八千萬美元的業績，所以史基普在三十歲之前就當上該公司國際部門的總裁，而且也進入董事會。此時，他和茱麗葉已經有兩個女兒，他所僞裝的顧家好男人形象就此完成。他雖然對公司很有貢獻，但公司還是得付出一定的代價，但怎麼說還是很划算。員工有時候會抱怨他「亂罵人」或是「很嚴厲」。有個女祕書聲稱史基普逼她坐在他的大腿上，而在她反抗的時候史基普就折斷她的手，她爲此控告Arika。這件官司後來是庭外和解的，Arika以五萬美元交換她的「禁聲令」（gag order）。坦白說，五萬美元對他們公司來說根本就是九牛一毛。他可是「超級史基普」，他的老闆很明白他們值得花這筆錢。

對於這件事情，史基普後來私底下是這麼說的：「這個娘們簡直瘋了。是她自己把手弄斷的。她想跟我鬥？這個沒大腦的婊子憑什麼告我啊？」在那名女祕書之後，他又被控告了幾次性侵害，但史基普對Arika實在太有價值，所以每回一有狀況發生，他們公司就開支票息事寧人。董事會的其他成員開始戲稱他是公司的「首席女高音」（prima donna）[2]。幾年以後，他分到了超過一百萬股的股份，變成公司第二大股東，僅次於該公司創辦人。史基普五十一歲時，他在這一年登上了Arika執行長的寶座。

他最近惹出來的一些麻煩有點不好控制了，但狂妄自大的史基普還是相信他可以全身而退——但他或許對自己太有信心了。「美國證券交易委員會」（Securities and Exchange Commission）指控他犯了「欺詐」（fraud）罪。他當然否認這項指控。目

2 這個詞有時候有貶義，有任性自負的大牌明星之意。

前，「美國證券交易委員會」就快做出判決了。

遊戲玩家

史基普沒有躲在社會的某個角落裡，他沒有胡說八道，他（還）沒有進監牢。事實上，他錢多得花不完，而且在很多圈子裡都很受人敬重——或者至少是很令人畏懼，但畏懼其實跟尊敬很像。因此，這個圖像到底是哪裡有問題？或者，我們或許應該這麼問：這個圖像最糟糕的部分是什麼？雖然史基普很成功，但他的人生是一場悲劇，而且他也害很多人的人生變成悲劇，他最主要的缺陷是什麼？就是下面這個：史基普對其他人沒有情感依附，他對誰都沒有情感依附。

他的母親老是被他當空氣，有時候還被他耍著玩。他的妹妹老是被他欺負。其他女人只被他當作發洩性慾的對象，除此之外沒別的了。他從小就只等著他父親做一件事情，就是早點死趕快把財產分給他。他的員工跟他的朋友都被他利用、被他操縱。他的妻子還有孩子都是用來給世人交代的，他們是他的保護色。史基普絕頂聰明，他精通做生意的旁門左道。但到目前為止，他最厲害的本事就是能夠不讓大家發現他其實很冷血——他還能夠命令少數幾個知道真相的人保持沉默。

大多數人沒來由就會被外表迷惑，而史基普看起來永遠都很體面。他懂得如何微笑。他很迷人，當他老闆送他一輛法拉利時，他表面上會給他老闆灌迷湯，但心裡則在笑他老闆是個大傻瓜，而且他骨子裡根本就不會感激任何人。他的謊撒得天衣無縫，而且他撒謊的時候，他的肢體語言和臉部表情絕對不會洩漏一絲罪惡感，所以他的謊話不會被拆穿。他很會利用他的外表來操縱別人，他在扮演眾多受人尊敬的角色時——公司裡的當紅炸子雞、女婿、丈夫、父親——會把他冷酷無情的一面隱藏起來，沒有人發現他其實是在演戲。

他的魅力、美色、角色扮演不知怎麼地都失靈的話，那麼他就會使出必勝的撒手鐧——恐懼。他的冷血讓人打心底害怕。羅伯特・海爾（Robert Hare）寫道，「很多人都覺得他們很難應付反社會人格者的凝視，反社會人格者的眼神很強烈，而且不帶感情，也就是所謂的『掠食性動物』般的凝視。」[3] 對史基普生活周遭一些比較敏感的人來說，史基普湛藍如水的雙眸（在他妹妹看來，他的眼神很「奇怪」）很像無情的獵人正在盯著他的獵物，被他凝視的結果應該就只能是乖乖閉嘴。

即使你認識他，即使你知道他是怎樣一個人，即使你被他一貫的伎倆給制住了，你

---

3 引自羅伯特・海爾所著的《沒有良心》（*Without Conscience*）。

會如何稱呼他？你能夠把他認出來嗎？你會怎麼說？「他是個騙子？」「他瘋了？」「他在他的辦公室裡強暴我？」「他的眼神很令人毛骨悚然？」「他曾經殺過青蛙？」但他可是一名穿著亞曼尼（Armani）西裝的企業領導人啊。他可是茱麗葉心愛的丈夫，也是兩個小孩的父親。看在老天爺的份上，這個男人可是Arika公司的執行長啊！而你竟然指控他這些事情，你有什麼證據呢？到底是誰有毛病，是位高權重的史基普執行長，還是指控他的人？而且很多人（包括有錢有勢的人在內）都因爲各式各樣的理由而必須把史基普留在他們身邊。他們會在乎你說的話嗎？

從沒辦法攻擊他這一點，以及從其他很多方面來看，史基普都是典型的反社會人格者。用「美國精神醫學會」（American Psychiatric Association）的話來說，他「對刺激的需求量比正常人多」。所以他經常冒很大的風險，而且他會施展魅力引誘別人去冒很大的風險。他童年時期即出現「行爲問題」，但並沒有相關的就醫紀錄。他很愛騙人，也很愛操縱人。他和手臂遭他折斷的女性員工在一起時，或是和其他我們還沒有聽說過她們遭遇的女人在一起時，他可能會突然「不顧其他人的安危」，突然變得很暴力。或許史基普唯一沒有展現出來的典型「症狀」是濫用藥物。他最接近這一點的事情只是他晚餐後喝太多蘇格蘭威士忌。他對跟人建立親密關係並不是很有興趣，他一直都很不負責任，而且他也沒有任何悔意。

因此，到底他的內心產生了什麼變化？到底是什麼原因讓他變成今天這樣的？史基普到底要什麼？激勵我們大多數人的是其他人。驅使我們追求願望和夢想的也是其他人。跟我們住在一起的人，離我們很遙遠的人，已經過世的親人，趕都趕不走的討厭鬼，我們對這些人都很有感情，就算對我們的寵物也是，他們占據了我們的心田和腦海。就連我們當中最不愛交際的人，也是被他的人際關係所定義，也是會被他對其他人的反應、感受，反感和感情所影響。我們絕對是由關係所構成的生物，這一點千眞萬確，可以追溯到我們的靈長類老祖先。珍古德（Jane Goodall）[4]說她在岡貝（Gombe）[5]觀察到的黑猩猩「有一整套用來維持或是修復社會和諧的行爲……分離再會之後，牠們就會以擁抱、親吻、輕拍手和握手迎接歸來的一方……牠們會聚在一起花很多時間優閒地幫彼此理毛，這種行爲具有社交性質。有食物就分著吃。關心病者和傷者。」[6]所以，如果我們跟其他人之間沒有原始的依附關係，那麼我們會變成什麼樣子？

---

4 傑出的動物行爲家，二十世紀最傳奇的女性之一。她深入非洲三十餘年，致力於研究黑猩猩，不僅改寫了動物行爲的研究史，她的愛心、毅力、智慧和努力也使她成爲國際動物保育界的代表人物。

5 即岡貝溪保留區（Gombe Stream Reserve），位於東非的坦尚尼亞。

6 引自珍古德所著的《大地的窗口：珍愛猩猩三十年》（*Through a Window: My Thirty Years with the Chimpanzees of Gombe*）。

顯然我們就會變成遊戲玩家，會變成下著大型西洋棋局的人，而我們的同胞就是棋子，他們就是城堡、騎士和士兵。因爲這就是反社會人格者的行爲與欲望的本質。史基普唯一想要的東西，也是唯一剩下的東西，就是贏。史基普不會花時間去找個人來愛，他無法愛人。他不會擔心生病或有難的朋友、家人，因爲他無法擔心別人。他對別人的事情漠不關心，因此他告訴父母或是妻子他在商界闖蕩的眾多英雄事蹟時，他並不會特別開心。他想跟誰共進晚餐，就能跟誰共進晚餐，但他卻無法跟任何人分享快樂時刻。他跟兒女在一起，或是小孩出生之時，他既不會感到惶恐不安，也不會覺得興奮莫名。他跟兒女在一起，或是看著他們成長的時候，心裡一點也不會油然生出喜悅之情。

但有一件事情史基普會做，而且他做得比其他任何人更好：史基普很會贏。他能夠操縱人，他能夠讓別人屈服於他的意志。還是小孩子的時候，他決定青蛙應該死，青蛙就得死，他希望他妹妹尖叫，他妹妹就得尖叫，而現在，他玩的遊戲更大規模而且也更好玩了。在一個人人汲汲營營，但最多也只能混口飯吃的世界裡，史基普在三十歲以前，就已經拐別人幫他賺到大錢了。他可以把受過良好教育的員工，還有身價億萬的岳父要得團團轉。他可以把那些很老於世故的人嚇得心驚膽跳，然後就站在他們背後看笑話。他能夠左右跨國商場上的大型財務決策，他可以把大多數的協議導向對自己有利的局面，而且不會有人出來抗議。或者，如果有人膽敢站出來投訴，他只消說一兩句話，就可以把那個人整得很難看。他敢嚇唬人，他敢攻擊人，他敢把人家的手折斷，他敢毀了人家的事業，而那些有錢的同夥會竭盡全力，確保他永遠都不會跟一般人一樣惡有惡報。他相信自己能夠得到任何想要得到的女人，而且他能夠操縱他所碰到的任何人，包括「美國證券交易委員會」的所有成員。

他是超級史基普，能夠讓他感到刺激的東西就只有策略和利潤，而他把這輩子的光陰都花在把遊戲玩得更出神入化上。對史基普來說，遊戲就是一切，他覺得其他人都很天眞愚蠢，因爲我們沒辦法用他的方式來玩。但他很聰明，他是不會說破這一點的。而這正是沒有情感依附，也沒有良心的人心裡所想的。生命被化約成競賽，其他人都只是他的棋子，被他移來移去，被他用來當擋箭牌，或是用完就丟。

當然，很少有人的智商或外表及得上史基普的水準。按照定義來說，大多數人（包括反社會人格者在內）的智商和長相都很一般，而一般的反社會人格者玩不起史基普那種大型跨國遊戲。很多當代的心理學家（包括我在內）都會記得，我們的第一堂反社會人格課是一部講反社會人格的影片，這部影片很有教育意義，我是在一九七〇年代上大學時看的。記得影片裡的個案叫「郵票男」，因爲他一輩子都在進行一個匪夷所思的計畫：偷美國郵局裡的郵票。他對集郵沒有興趣，也沒興趣拿它們去賣錢。他一心就想在晚上闖進郵局裡偷郵票，然後在離他剛光顧過的郵局有段距離的地點，等著觀賞第二天一早第一個來上班的員工驚慌失措，以及警察緊急抵達的場面。這個人瘦巴巴的，臉色蒼白，長得像隻老鼠，他在影片裡接受訪談的時候一點也不膽怯。他的智商頂多一般水平，永遠都玩不起史基普類型的遊戲，史基普的遊戲對手都是億萬富翁，而且個個都老謀深算。但郵票男可以玩他自己的遊戲，而且從心理學的角度來看，偷郵票的遊戲雖然很簡單，但其實跟史基普玩的大財團遊戲非常像。

跟史基普不一樣的是，郵票男的計畫很粗糙，而且也很容易被人識破，他總是會被發現，也總是會被逮到。他上法庭和吃牢飯的次數多到數不清，而且這就是他的生存方式：搶劫、觀賞、入獄、出獄然後再搶劫。可是他一點也不在乎，他的陰謀最後會造成什麼樣的後果也與他無關。從他的觀點來看，最重要的事情就是玩遊戲，然後等在旁邊看結果。這可是鐵證啊，這證明他——郵票男——能夠把人們嚇得心驚膽跳。在郵票男看來，能夠把人們嚇得心驚膽跳就表示他贏了，他這種方式不下於史基普用的方式，可以用來說明反社會人格者渴望的東西。他們渴望控制別人，也就是贏，這比其他任何事情（或是其他任何人）更令人著迷。

或許控制別人的終極形式就是奪走那個人的性命，當提到反社會人格時，很多人首先想到的就是反社會的殺人凶手，或是冷血的連續殺人狂。除了有反社會人格的國家領袖（會把全國民眾帶向集體屠殺和非必要的戰爭），有反社會人格的殺人狂確實是「缺乏良心」最駭人聽聞的一個範例——最駭人聽聞，但卻不是最尋常可見。有反社會人格的殺人狂惡名昭彰。我們在報紙上讀到他們的消息，在電視上看到他們的新聞，去看描述他們故事的電影，我們嚇得半死：反社會怪物就躲在我們裡面，他們殺人不眨眼，而且一點悔意也沒有。但跟一般人的觀念相反的是，大多數的反社會人格者都不是殺人凶手，至少人都不是他們親手殺的。光是從統計數字就可以得到印證，大約二十五個人當中就有一個是反社會人格者，但除了在監獄，或是幫派裡面，或是在貧困或是受戰火蹂躪的地方，其中出現殺人凶手的機率可謂是微乎其微，眞是謝天謝地啊。

如果一個人同時兼具反社會和嗜血的特質，後果就會是一場揮之不去的噩夢，就是比實際情況誇大很多的恐怖形象。但大多數的反社會人格者都不是殺人魔，也不是連續殺人狂。他們不是波布（Pol Pot）[7]或泰德・邦迪（Ted Bundy）[8]。相反地，他們大多只是普通人，就跟我們一樣，可以經過很長的時間都不會被人認出來。大多數沒有良心的人都比較像是史基普或是郵票男，或是把兒女當工具的媽媽；或是故意傷害脆弱無

---

7 柬埔寨惡名昭彰的政治領袖，其極權政權帶給柬埔寨人民極大的苦難，至少有數百萬人民在他統治期間被屠殺。

8 美國著名的連續殺人犯，曾經姦殺了至少十五名年輕女子。

助的病人，害他們病情加重的心理醫生；或是很會玩勾引和操縱這套遊戲的情人；或是把銀行戶頭提領一空，消失得無影無蹤的公司合夥人；或是很會利用人，但又堅稱他才沒有利用人的迷人「朋友」。反社會人格者就是會想辦法來控制別人，因爲這樣他們才能夠「贏」，他們的辦法林林總總、五花八門，只有少數幾個人非得用到暴力不可。畢竟，暴力太明顯，而且除非是用在毫無招架之力的兒童，或是動物身上，要不然很容易被逮到。

在任何情況下，凶殘的殺人魔並不是「沒有良心」最有可能造成的，雖然這種人一旦出現的後果會不堪設想。更確切地說，他們眞正重要的事情是玩遊戲。贏的獎賞從統治世界到一頓免費午餐不等，但他們玩的永遠都是同一種遊戲——控制別人、害別人心驚膽戰、「贏」。很明顯的，如果沒有情感依附或良心，「人際意義」（interpersonal meaning）就只剩下「輸贏」。一旦人際關係的價值被貶到一文不值，有時候就得用殺人來伸張自己的支配地位。但反社會人格者通常就只要殺殺青蛙，或是對女人性侵害，或是引誘和利用朋友，或是到智利開採銅礦，或是偷幾張郵票然後躲在一旁看人家亂成一團，就足以伸張自己的支配地位了。

他們知道自己是反社會人格者嗎？

反社會人格者知道自己是什麼樣的人嗎？他們能夠洞悉自己的本性嗎，或者，相反地，他們有可能把這本書從頭讀到尾，但還是無法發現這本書就是在講他們嗎？我執業的時候經常被人問到這類問題，尤其是生活早就因爲跟反社會人格者起衝突，而被搞得天下大亂的人（他們都是等到爲時已晚的時候，才會恍然大悟原來對方是反社會人格者）。或許除了「一個人這輩子都不會有良心的話，那麼至少他得體認到這個事實才行。」這個原因，我並不眞的認爲「反社會人格者有沒有洞悉自己本性」有這麼重要。我們通常會認爲，如果某人很壞，他就應該知道自己很壞，他就應該扛起這個沉重的眞相。如果一個人都壞到腳底流膿了（就我們的評價來說），但他依然覺得自己挺好挺善良的，我們就會覺得這個世界上根本就沒有天理。

然而，這正是實際情形。大多數情況下，被評價爲壞人的人，並不認爲他們的生存方式有什麼不對。反社會人格者臭名昭著，因爲他們拒絕爲自己所做的決策，或是決策的後果負起責任。事實上，一個人拒絕認清自己惡行將會帶來的後果，有如那些後果都跟他無關，這種情形——用「美國精神醫學會」的術語來說就是「一貫的不負責任」（consistent irresponsibility）——就是診斷反社會人格的依據所在。史基普的性格就有這一面，他辯稱，手臂被他折斷的員工其實是自己弄斷的，誰叫她不趕快屈服於他的要求，他說這種話時，就清楚展現了這一面。沒有良心的人都很會講「我沒做錯什麼事情啊！」這種讓人聽了下巴都快掉下來的瞎話，這類例子罄竹難書。最有名的一段話是芝加哥禁酒時期（Prohibition）[9]，凶殘成性的黑社會老大艾爾・卡彭（Al Capone）[10]說的：「我明天就要啓程去佛羅里達州的聖彼得堡（St. Petersburg）。爲了讓芝加哥的有錢市民盡情品嘗美酒佳釀。我已經厭倦這份工作了，這是一份沒人感激，而且還充滿危險不幸的工作。我這一生最黃金的歲月都花在爲民眾謀福利上。」其他的反社會人格者不會花腦筋做這麼迂迴的推論，要不然就是他們不夠有分量，所以沒有人會笨到相信如此無恥的邏輯。相反地，他們面對誰都知道是他們闖出來的禍時，只會輕描淡寫地說道，「我絕對沒有幹那件事情。」而他們也眞的相信自己說的是實話。反社會人格者的這個特徵，使得他們根本就沒辦法進行自我覺察（self-awareness），而且到最後，反社會人格者跟別人都談不上有什麼深刻交情，他只跟自己有交情，不過，跟自己的關係也非常淡薄。

沒有良心的人通常都認爲自己的生存方式優於我們。他們經常提到，別人怎麼都那麼天眞，還有他們怎麼都會良心不安。或者，他們也都很不解爲什麼有那麼多人都不願意操縱別人，就算是爲了實現他們最重要的野心。或者，他們會建立一套理論：「天下的烏鴉一般黑（所有人都該跟他們一樣良心被狗吃了），但有些人就是會假裝自己有一種杜撰出來的，叫做『良心』的東西。」反社會人格者認爲這個世界上眞的坦率誠實的就只有他們，他們是出淤泥而不染。

儘管如此，我相信在他們意識之外的某處，有個微弱的內在聲音會跟他們說，有個東西不見了，有個別人都有的東西不見了。我之所以這麼說，是因爲我聽過反社會人格者提到，他們覺得「很空虛」，或甚至是「很空洞」。而且，我之所以這麼說，也是因爲反社會人格者所嫉妒的，或許也是他們想破壞的東西，通常存在於有良心的人性格結構裡，而且鮮明的個性通常也是反社會人格者最容易鎖定的目標。而且最重要的是，我之所以這麼說，是因爲他們的目標是人類，並不是地球或是物質界裡的東西。反社會人格者希望跟別人一起玩遊戲。他們沒興趣挑戰無生命的東西。就連摧毀「紐約世貿雙子星大樓」[11] 主要也是爲了大樓裡的人，以及會看到、聽到這場災難的人。這個簡單但卻重要的觀察暗示，反社會人格者跟其他人之間還是存有某種與生俱來的連結，他們跟人

---

9 美國曾在一九二〇年到一九三三年期間頒布了禁酒令，但卻導致了私酒的氾濫。

10 美國史上最惡名昭彰的黑社會老大，活躍於禁酒時期的芝加哥。

11 美國紐約的地標之一，樓高一百一十層，在「九一一」事件中被恐怖分子摧毀，造成數千人死傷的慘劇。

類這個物種還是存有某種聯繫。然而，這種與生俱來的聯繫很淡薄，很容易讓反社會人格者產生嫉妒別人的心理。而且這種關係相較於大多數人對彼此，或是對同胞都會生出的情感反應（這類情感反應都很複雜而且也很豐富）來說，實在是太單向、太貧乏。

如果你對別人所感受到的，唯有「贏」這種冷血願望，你要如何了解愛、友誼，以及關心別人的意義呢？你是不會了解的。你只會持續控制人，持續否認，持續覺得自己比別人優越。或許有時候會覺得有點空虛，有某種說不清的不滿足感，但也就是如此而已。而且，如果你會全盤否認自己對別人所造成的影響，那麼你要如何了解自己是什麼人呢？再說一次，你是不會了解的。就像超級史基普，鏡子只會跟他說謊，他的鏡子並不會映照出他冰冷的靈魂。史基普從小就在維吉尼亞州一座相當寧靜的湖邊殺青蛙，到最後進棺材的時候，他都不會了解他這一生其實可以過得相當有意義、相當溫暖。

第三章

良心沉睡

自由的代價是恆久的警戒。

——湯瑪斯・傑佛遜（Thomas Jefferson）[1]

良心是意義的創造者。良心是根植於我們彼此之間情感連結的約束感（sense of constraint），良心阻止人生墮落爲悠長而又無聊、一場試圖控制我們同胞的遊戲。良心把各式各樣的限制加諸在我們身上，所以我們覺得自己跟別的人、物有關係，是我們跟別的人、物之間的橋樑。尤其想到還有那種冷血如史基普的人，因此我們都衷心期盼自己能有良心。所以問題就來了：九六%的人都不是反社會人格者，這些人的良心曾經發生過變化嗎？他們的良心曾經動搖過或是減弱過——或甚至是停止過嗎？眞相是：正常人的良心並非隨時都用相同的水準運作，良心變幻無常。最簡單的原因是，良心是居住在我們的體內，而我們體內這個居住環境是靠不住的，是受欲望驅使的。當我們筋疲力竭的時候，或是生病的時候，或是受傷的時候，我們全部的情感功能，包括良心在內，都有可能暫時停擺。

爲了說明這一點，當喬（也就是銳跑的主人）開車回家的時候，我們假定他正在發高燒，他燒到大約攝氏三十九度。我們馬上就可以看到他的常識正在動搖，因爲他雖然生病了，但他還是想趕去公司開會。由於無情的病毒占領了他的身體，喬想到他沒給最愛的銳跑留下食物時，他接下來會怎麼做呢？在這個版本裡，喬的力氣只夠把早就排定的事情給做完，遑論迅速思考、重新按優先順序把事情排好；引導自己去做前面那個沒生病的版本裡，他會做的那些事情。他發著高燒，而且很想吐，所以他就會好好比較銳跑跟他自己的苦難。或許他的良心依然會占上風。但另一方面，或許喬因爲生病的關係所以變得很虛弱，所以不再完全相信他的信念。因爲依循「阻力最小的路徑」（course of least resistance）[2]原則，或許他就會繼續往前開，設法把他原來排定的計畫捱過去，至於銳跑呢，雖然喬並沒有把牠忘得一乾二淨，但也得先狠下心把牠擱到一邊。

我們並不希望用這種方式來看待喬，或是看待我們自己，但這種看法很有意思，而且也很正確：能夠提供我們情感連結和意義的崇高良心，有時候會被某種跟是非對錯完全沒有關聯的，或是跟我們的道德感完全沒有關係的東西——像是感冒，或是一夜無眠，或是車禍，或是牙痛——顯著影響。正常人的良心永遠都不會消失，但他們身體虛弱的時候，良心就會沉睡，無法集中心力。

有兩件事情能夠讓良心變得很英勇，一件是身體出事，另一件是恐懼。如果一個人病得很重或傷得很重，或是處於恐懼的狀態下，但依然忠於情感依附的對象，那麼我們就會認爲這個人勇氣可嘉。最經典的例子就是前線上的士兵，雖然自己也受傷了，但還是會奮勇把同袍從敵人的槍林彈雨下營救出來。我們之所以堅持用勇氣這個概念來描述

---

1 美國開國元勛，美國《獨立宣言》的主要起草人，也是美國第三任總統。

2 也就是最省力的途徑。

這種行爲，是因爲我們全都對下面這件事情心照不宣：良心的聲音一般只有在身體受苦，或是恐懼的情況下才會喊得震天價響。如果喬發燒到三十九度，但還是決定開車回家照顧銳跑，我們會覺得他的行爲很帶種。我們除了會很感動、會對他報以微笑之外，我們或許還會做點別的表示。或許還會拍拍他的背以示鼓勵。

很奇怪的是，另一個會對良心產生影響的身體因素是荷爾蒙。根據「美國領養資訊研究中心」（National Adoption Information Clearinghouse）所提供的數字來看，跟這件事情有關的是，美國近期出生的寶寶中，有一五%到一八%是媽媽在懷孕期間就「不想要的」。當然，有些狀況是因爲疏忽或是意外所造成的懷孕，但有成千上萬的新生兒，僅僅是因爲父母的良心被生理欲望入侵了短短幾分鐘，現在就只好以「父母並不想要的小孩」的身分活在這個世界上。談到性壓力的時候，我們都承認，要跟生物天性對抗實在太困難，因此能夠戰勝生物天性的人，我們就會稱讚他們很有美德，稱讚他們「坐懷不亂」。值得注意的是，就這個定義來看，我們四十歲的時候，通常要比二十歲的時候更能「坐懷不亂」，這個美德只要上了年紀就能擁有。

良心也會受到生物性因素破壞。這些因素包括了各式各樣的精神分裂症，這類病症有時候會導致個人行動受到精神病妄想的擺布。如果人類的腦部受到這樣的損傷，「是那些聲音叫我去做的」就不是笑話，而是恐怖的事實。而對病情時好時壞的精神病患來說，他們有可能突然從瘋狂中「清醒過來」，發現他受到妄念的擺布，做出違背自己良心和意志的事情。

值得慶幸的是，身體施加給良心的壓力相當有限。在傷得很重的時候，我們還得做艱難的道德選擇，這種情況除了戰時以外是不會每天發生的，而且對大多數人來說，被性慾沖昏頭的情況也不常發生。而不受控制的妄想型精神分裂症（paranoid schizophrenia）更是相當罕見。就算把全部的生物性限制都一起施加在道德感上，這些生物性限制也不用對令人費解的惡行（這些惡行我們隨時都能在報紙上讀到，或是在電視裡看到）負太多責任。精神分裂症患者不可能是很有組織的恐怖分子。牙痛並不會使人犯下「仇恨罪」（hate crime）[3]。做愛時沒有做好保護措施並不會引發戰爭。那麼，這些惡行到底是什麼事情造成的？

3 部分或全部由於犯罪人對種族、宗教、殘疾、種族特點／國籍，或性別的偏見而導致的一種針對個人或財產的刑事侵犯行爲。

道德排他

每年的七月四日國慶日，我居住的新英格蘭地區（New England）濱海小鎮就會在海灘上點上三層樓高的篝火來慶祝。一片片的木板用釘子釘在一起，一層疊著一層，疊成像高塔的形狀。在國慶日前幾天就矗立在海灘上，構成了海灘上一道奇特的風景。這座篝火塔蓋得很仔細，放了充足的木板，中間也留了充分的空間好讓空氣流通，火可以很快升起來。黑暗一降臨，篝火就升起了，消防義工在一旁待命，萬一出了什麼狀況，就可以馬上拉起水管把火澆熄。氣氛相當熱鬧。樂隊演奏愛國歌曲。有熱狗攤、思樂冰攤、煙火秀。篝火全都燒光以後，小孩子就會回到海灘上玩，而消防隊員會很配合地拿水管往他們身上噴水。

上述這些事情已經是小鎮六十年來的傳統了，我只在二〇〇二年的時候，被朋友慫恿去看過一次。我到達時很驚訝，竟然有那麼多人來到這個大西洋海岸線的偏僻小角落，其中一些人還從離這裡五十英里，或甚至更遠的地方來。海灘上人山人海，我也跟大家一起設法往前擠到適當的位置——近得看得見篝火，但又遠得不讓眉毛被燒到。已經有人警告我，一旦火勢變大，就會比我所能想像得更熱，而當時氣溫已經有攝氏三十二度。太陽開始西下，有人鼓譟叫喊，叫著趕快把篝火塔點起來，木頭終於點著之後，大夥兒同時倒抽一口氣。火就像擋不住的力量一下子就把結構給吞噬，從沙地到夜空瞬間就發出熊熊火光。接著熱氣就竄出來了。熱氣的感覺幾近固體，像一堵令人難以忍受的牆，溫度超高的熱氣從火裡竄出來，強度一波比一波大，令人畏懼，大家很驚訝，一致往後退。每當我覺得已經退得夠遠了，就還得再退個五十碼，接著再退五十碼，接著再退五十碼，我的臉燙得都痛了。我從來都沒有料到篝火會產生這麼驚人的熱氣，這座篝火才三層樓高而已。

一旦大家退到一定的距離之外，快樂興奮的心情就回來了，當這座篝火塔上頭裝飾華麗的塔頂也被火吞噬時，大家就開始鼓掌。篝火塔頂的裝飾是一棟小房子，現在看起來就像一座小型煉獄。這個景象有種說不清的危險感受。還有熱氣，不知怎麼地讓我心神煩躁，我無法跟別人一樣因爲節慶來臨而感到歡天喜地。相反地，不知道爲什麼，我竟然想起發生在十六、十七世紀的燒死女巫事件，我一直都無法理解爲什麼會發生那種事情，雖然此時很熱，但我還是打了個冷顫。我在書裡讀過大到能把人燒死的火是一回事，和一群興奮鼓譟的人一同站在這麼大的火前面又是另一回事。原來這段不幸的歷史沒有離我遠去，此刻還頑強地纏繞著我，讓我高興不起來。

我很納悶：燒死女巫事件是怎麼發生的？這麼可怕的噩夢是怎麼發生的？身爲心理學家的我環顧周遭人群，這些人顯然不是一六一〇年代那群驚慌失措的巴斯克

（Basque）[4]移民，瘋了似地搜捕信仰魔鬼的人來燒。我們這群新千禧年的群眾是愛好和平、不會歇斯底里的公民，我們的心裡沒有留下艱苦和盲目迷信的傷疤。我們這群人不嗜血，良心也沒有受到抑制。這裡只有笑聲，大家都很和睦。我們吃著熱狗，喝著思樂冰，慶祝美國獨立紀念日到來。我們不是冷血動物，也不是毫無道德的暴民，我們絕不會聚在一起看人家殺人，遑論看人家嚴刑折磨人犯。如果現實突然扭曲變形，一個人出現在這個巨大火堆裡痛得直打滾，我們當中大概只有少數幾個反社會人格者會無動於衷，甚或覺得很好玩。至於其他人，有些人會呆若木雞、目瞪口呆，一臉不信的樣子；有些特別勇敢的人會設法干預這件事情；而大多數群眾會如驚弓之鳥般地一哄而散。而一度讓人覺得很歡樂的篝火，會變成烙印在所有人腦海裡的創傷影像，這輩子都忘不掉。

但如果被火燒的人是奧薩瑪．賓拉登（Osama bin Laden）[5]呢？如果二〇〇二年的美國人民突然得面對這個人（美國人都認爲他是這個世界上最卑劣的壞蛋）被公開處決，那麼他們會有何反應？這些正常、受良心擺布、會上教堂、不使用暴力的人民會站在一旁，默許這件事情在眼前發生嗎？他們是會大聲叫好或是默許呢？還是會因爲看到有人痛苦地死去而感到作嘔，或是毛骨悚然？我站在那群好人裡面，突然明白他們的反應或許不會是毛骨悚然，這是因爲在我們眼裡，賓拉登根本就不是人。借用厄文．史鐸伯（**Ervin Staub**）在《惡的根源》（*The Roots of Evil*）裡形容的：「他已經『完全被排除在我們的道德世界之外。』基於良心而做出的干預行為不再適用於他身上。他不是人。他是畜生。而不幸的是，把他從人貶為畜生也使他更令人聞風喪膽了。」[6]

有時候，被我們用道德排除掉的人是罪有應得，像是恐怖分子。其他的例子還包括了戰犯、誘拐兒童的犯人和連續殺人狂，這些例子每一個都可以讓我們已經得出一個經過深思熟慮的論點——先不管是對是錯——這個論點認為我們無須憐憫這種人。但在大多數的例子裡，我們很容易在沒有經過考慮，而自己也沒有意識到的情況下把人貶為畜生。而從歷史上來看，把人貶為非人的傾向，常常到最後都演變為敵視其實很無辜的人。這份非我族類的名單長到不行，而且諷刺的是，這份名單所提到的族類幾乎把所有

---

4 位於西班牙庇里牛斯山脈的西部。

5 恐怖組織「蓋達」(al Qaeda)的首腦，策劃二〇〇一年發生在美國紐約的九一一事件，造成數千人死傷。

6 參見史鐸伯所著的《惡的根源》，以及史鐸伯的〈族群政治和其他族群暴力：起源與預防〉（Ethnopolitical and Other Group Violence: Origins and Prevention）（引自齊洛特〔D. Chirot〕和賽利格曼〔M. Seligman〕所編輯的《族群政治衝突：原因、後果和可能的解決之道》〔*Ethnopolitical Warfare: Causes, Consequences, and Possible Solutions*〕），以及史密斯（N. Smith）發表在《美國心理學人》（*American Psychologist*）的〈集體屠殺的心理文化根源〉（The Psycho-Cultural Roots of Genocide）。

人一網打盡：黑人、共產主義分子、資本主義分子、同性戀、美洲原住民、猶太人、外國人、「女巫」、女人、伊斯蘭教徒、基督徒、巴勒斯坦人、以色列人、窮人、富人、愛爾蘭人、英國人、美國人、僧伽羅人（Sinhalese）[7]、塔米爾人（Tamils）、阿爾巴尼亞人[8]、克羅埃西亞人、塞爾維亞人、胡圖人（Hutus）[9]、圖西人（Tutsis）以及伊拉克人，族繁不及備載。

而一旦別的族群被我們貶爲畜生，我們就會對他們胡作非爲。尤其又有某個權威下令要我們這麼做時，就再也沒必要對他們有良心，因爲我們的良心是用在人類身上，而不是用在畜生身上。我的良心依然存在，或許甚至還很嚴格，但我的良心只適用在我的同胞、我的朋友還有我的小孩身上，不適用在你身上。你被排除在我的道德世界之外，我現在就可以把你從你家裡趕出來、射殺你的家人或是把你活活燒死，但我卻不會受到懲罰，或許還會得到我族人的讚揚。

我應該提一下，二〇〇二年的國慶日篝火並沒有發生什麼不幸的事情。就我所知，這些恐怖的念頭只發生在我的腦海裡。那時候的火燒掉的就只有木頭。那時候的篝火是用來欣賞的，然後就燒光光了，就和事先計畫的一樣。兒童開懷大笑，他們待在自己的家鄉，人很安全，他們在沙灘上嬉鬧玩耍，被消防隊員噴得渾身濕答答的。任何人都會希望人類聚落永遠都能如此太平。

國王的新衣

當良心熟睡的時候，當良心因爲酷刑、戰爭或是種族屠殺的緣故而沉睡時，我們到底是會逐漸想起我們的第七感？還是會繼續做沒有道德的噩夢？這時，政治領袖和其他領導人物所扮演的角色就很重要。歷史經驗告訴我們，領導人如果能夠務實處理棘手問題和族群不安，而不是找非我族類當替罪羔羊，那麼他們的態度和計策就能夠讓我們恢復，用比較實際的眼光來看待「他者」（others）。道德領導能夠發揮穩定局面的作用。但歷史也告訴我們，一個沒有第七感（良心）的領袖，能夠讓整個族群的良心繼續沉睡，讓災難變得更加不可收拾。這類領袖會大肆宣傳恐懼，誇大具毀滅性的意識型態，使得社會上人心惶惶，民眾就會認爲「這群畜生」就是害他們，或甚至是全人類都無法

---

7 僧伽羅族和塔米爾族是斯里蘭卡島上兩支最大的種族，從古至今衝突不斷，曾經發生死傷慘重的內戰。

8 一九九二年南斯拉夫解體後，因爲內部種族矛盾，爆發了幾次內戰，阿爾巴尼亞人、克羅埃西亞人以及塞爾維亞人都捲入其中，發生在一九九八年著名的科索沃事件，就是由塞爾維亞人種族清洗阿爾巴尼亞人而引起的。

9 胡圖族和圖西族是非洲國家盧安達裡的兩支種族，胡圖族占多數，圖西族占少數，這兩個種族長久以來衝突不斷，一九九四年爆發的種族屠殺更在一百多天裡造成近八十萬人死亡，死亡的大多是圖西人。

過上好日子的罪魁禍首，而且民眾也會把他們和「畜生」之間的衝突看作如史詩般的善惡之戰。一旦這些看法散播開來，用不帶良心、不帶憐憫的方式來鎮壓「這群畜生」，用令人戰慄的輕鬆態度來鎮壓「這群畜生」，就會變成明白無疑的命令。

這種第二型的領袖一再地在歷史上出現，引發了一長串令人驚慌的問題。爲什麼人類要一再地忍受悲劇，就像重複相同話語的呆子那樣？爲什麼我們要一直容忍只顧自己私利，或是受過心理創傷的領袖，把悲痛和政治危機煽動成武裝衝突和戰爭？我們爲什麼要讓像是會殺青蛙，或是會折斷人家手臂的史基普來操縱、主宰別人的生活？我們的良心到底是怎麼了？我們爲什麼不能維護自己的感受？

其中一個解釋就是，我們的心態彷彿是著魔了，因此我們就相信那些垂死的人只是「畜生」[10]。當然還有恐懼，總是會有恐懼，通常還伴隨著無助感。我們環顧周遭人潮，然後我們就會在心裡盤算，「我的意見有太多人不贊成了」，或是「沒有人出來抗議這件事情」，或是——更聽天由命——「反正這個世界就是這樣」，或是「政治就是這麼一回事」。這些感受和看法都能讓我們的道德感乖乖閉上嘴巴，可是就「權威能夠使良心失去作用」而言，有件事情更有效，有件事情是比把「他者」客體化更厲害的，有件事情是比無助感更讓人倒胃口、更讓人覺得悲慘的，而且這件事情很明顯是比恐懼更難克服的——我們被設定成必須服從甚至會違反我們自己良心的權威。

一九六一、六二年的時候，耶魯大學教授史丹利・米爾格蘭（Stanley Milgram）在康乃狄克州的紐海文（New Haven）設計了一項有史以來最令人震撼的心理實驗，他還把這個實驗拍成影片[11]。米爾格蘭想出了辦法來證明，人類傾向於服從能夠對抗個人良心的權威。關於他的研究方法，他寫道，「在所有的道德原則裡面，人人都能夠接受的是下面這條原則：『個人不應該強加痛苦給無助的人，無助的人既不會傷害他，對他也不構成威脅。』這條原則應該是我們用來反對服從的反作用力。」[12]

米爾格蘭的實驗程序很簡單，這項研究的影片版，在這四十年來激怒了不少人道主

---

10 相關描述與範例參見史圖特（M. Stout）所著的《精神健全的迷思》（*The Myth of Sanity*）。關於這些現象會對人類造成多大影響的討論，參見狄莫斯（L. de Mause）所著的《國家的情感生活》（*The Emotional Life of Nations*）。

11 米爾格蘭所做的實驗就是後來衆所周知的「服從實驗」。他發現在康乃狄克州的紐海文，就算是一般正常的居民，也會毫不猶豫地將非常痛苦、具有傷害性的電擊，施加在無辜的同胞身上，而後者的行爲並不足以招致如此嚴厲的處罰。

12 參見米爾格蘭發表在《變態與社會心理學期刊》（*Journal of Abnormal and Social Psychology*）的〈服從的行爲研究〉（Behavioral Study of Obedience），以及米爾格蘭所著的《服從權威：一個實驗觀點》（*Obedience to Authority: An Experimental View*），以及布雷斯（T. Blass）所編輯的《服從權威：當前對米爾格蘭典範的觀點》（*Obedience to Authority: Current Perspectives on the Milgram Paradigm*）。

義者，以及不疑有他的大學生。在這個實驗裡，兩個素不相識的男人來到一間心理學實驗室參加一項實驗，這項實驗在傳單上說，這是一項跟記憶和學習有關的實驗。參加的人會得到四美元當作獎勵，還有五十分的車馬費。在實驗室裡，主持實驗的人（在影片裡就是米爾格蘭本人）向這兩個男人解釋，這項研究是跟「學習過程中懲罰的效果」有關。其中一個男人被分配為「學習者」，然後被護送到另一個房間，坐在一張椅子上。我們全程觀看學習者的手臂被人用皮帶綁在椅子上，「防止他動得太厲害」，然後在他的手腕上貼上一個電極。主持實驗的人告訴他必須學習一整排的雙字詞（word pairs）——像是藍色盒子（blue box）、美好一日（nice day）、野鴨（wild duck）等等。而每當他犯錯的時候，他就得接受一次電擊。而每犯一次錯，電擊的強度就會增加。

主持實驗的人告訴另外一個人，他在這個學習實驗裡被分配到「老師」的角色。然後這名老師就全程觀看學習者被綁在椅子上，並且被貼上電擊用的電極，看完之後他就被帶到另外一間房間，主持實驗的人要求他坐在一部令人毛骨悚然的大型機器前面，這部機器叫做「電擊發送機」。這部電擊發送機有三十個開關，這三十個開關是橫著排列的，上頭有「伏特」的標籤，從十五伏特一路到四百五十伏特，以十五伏特為單位來增加。除了這些數字之外，開關上還貼著說明，範圍從微量電擊到恐怖的劇烈電擊。主持實驗的人交給扮演老師的人一整排雙字詞，跟他說他的任務就是考另一個房間裡的學習者。如果學習者答對——比方說，老師念出「藍色」（blue），而學習者就回答「盒子」（box）——那麼老師就可以接著考下一題。可是如果學習者答錯，老師就必須按下一個開關，對他施以一次電擊。主持實驗的人要求老師從最低的電流開始電擊，每答錯一題，就要增加一個單位的電流強度。

坐在另一個房間裡的學習者其實是主持實驗者的共犯，他負責演戲，而且根本就不會受到電擊。可是扮演老師的人不曉得這一點——其實老師才是這項實驗眞正的實驗對象。

老師開始念出這項「學習測驗」前面幾個題目，麻煩逐漸出現，因爲學習者（米爾格蘭的同謀，在老師看不到的另一個房間）開始發出聽起來很不舒服的聲音。學習者開始答錯，於是老師就施以電擊，七十五伏特的時候，學習者就哼了幾聲。到了一百二十伏特的時候，學習者大喊電擊太痛了，而到了一百五十伏特的時候，看不見的學習者就求主持實驗者把他給放了，他不要玩了。隨著電擊越來越強，學習者的抗議聽起來就越來越絕望，而到了兩百八十五伏特的時候，他發出十分痛苦的吶喊。老師就坐在這部電擊發送機的旁邊，而主持實驗的人（穿著實驗室白袍的耶魯大學教授）就站在老師的後頭，冷靜地給他下一連串指示，諸如「請繼續下去」、「這項實驗需要你繼續下去」、「不管學習者喜不喜歡，你必須進行下去直到他學會所有的雙字詞。所以請繼續下去。」

米爾格蘭用四十名不同的實驗對象重複這個過程四十次，實驗對象都是「在日常生活裡很有責任感，而且很正派」的人，包括高中老師、郵局辦事員、推銷員、體力勞動者以及工程師等等。這四十個人的教育水準各各不同，從高中沒畢業的人，到擁有博士學位、其他專業學位的人都有。這項實驗的目標是，研究實驗對象（就是「老師」）要過多久才會因爲明確的道德命令，而違背米爾格蘭的權威。他們會給哀求哭喊的陌生人施以多少量的電擊——僅僅是因爲權威人物叫他們這樣做？

在一個坐滿心理系學生的演講廳裡放米爾格蘭這部影片時，我都會要求學生預測這些問題的答案。學生都覺得良心一定會贏。許多人都預測，多數實驗對象一發現需要用到電擊，就會馬上離開實驗室。而大多數學生都很確定那些留下來的實驗對象（人數不多），在另一個房間裡的學習者要求放了他時（到了一百五十伏特的時候），會挺身反抗主持實驗的人，或許還會叫他去死。當然，學生也預測有少數幾個眞的很變態、有虐待狂的人會繼續按開關，他們會一直按到四百五十伏特爲止，也就是會一直按到上面寫著危險——劇烈電擊的開關爲止。

實際上發生的情況如下：米爾格蘭最初的四十個實驗對象裡，有三十四個人繼續電擊學習者——他們相信學習者被綁在椅子上——就算是在學習者開口要求把他放了之後。事實上，這三十四個實驗對象裡，有二十五個（也就是這群人的六二・五％）從來都沒有違背過主持實驗的人，儘管另一個房間裡的男人哀求他們，或是發出哀嚎，但他們就是會繼續按那些開關直到最後一個（四百五十伏特）爲止。「老師」會冷汗直流，會抱怨連連，會痛苦地抱住頭，但還是會一直按下去。影片放完之後，我會看看時鐘。在坐滿學生的演講廳裡（這些學生是生平第一次觀看這項實驗），總是會出現至少一分鐘的靜默，他們都嚇呆了。

在最初的實驗之後，米爾格蘭用各種方式來變化他所設計的實驗。舉例來說，在一個變形版本裡，米爾格蘭並不是命令實驗對象按電擊開關，米爾格蘭只要他念出雙字詞測驗的字，開關則由另外一個人來按。在這個版本的實驗裡，四十個人裡有三十七個人（九二・五％）繼續參與到施以最強的電擊。截至這個時候，這項研究裡的老師角色只有男人擔任過。米爾格蘭設法找到四十個女人來進行實驗，他推測女性可能比較容易心軟。但她們的表現跟男人完全一樣。但報告中說，她們承受的壓力比服從命令的男人更大。其他幾個大學採用米爾格蘭模式重複做這些研究，很快地，男女就各累積超過一千個實驗對象，而且也涵蓋了三教九流。但做出來的結果還是一樣。

米爾格蘭的服從研究複製出那麼多相同的結果，讓他做出以下這個非常有名的宣言：「有很大一部分人會照著別人告訴他們的事情去做，不管這個行動的具體內容是什麼。而且他們也不會受到良心的限制，只要他們認知到，這個命令是來自一個合法的權威。」米爾格蘭認為權威之所以能夠讓一個人的良心沉睡，主要是因為服從權威的人都進行了「調整想法」（adjustment of thought）這個過程，也就是認為自己「不用為自己的行動負責」。在服從權威的人心裡，他不再必須為自己的行動負起道德責任，他把所有的責任和主動權都推給這個外部權威。「調整想法」的過程能夠讓懷抱善意的領導更容易下命令，或是施以控制，但不幸的是，這個心理機制也被自私的、惡意的、反社會的「權威」利用了無數次。

當良心劃清界線

權威讓良心變遲鈍的程度，受到「你對該權威合法性的認識」所左右。如果下指令的人被視為是比較低下的，或者是平等的，那麼「調整想法」的過程或許不會發生。在米爾格蘭最初的實驗裡，少數幾個最後拒絕繼續進行實驗的人裡頭，有一位三十二歲的工程師，他顯然認為，穿著實驗室白袍的科學家跟他在智力上是平等的。這個實驗對象把椅子推開，很憤怒地對米爾格蘭說，「我是一個電力工程師，我被電擊過……我想這已經做得太過分了。」在後來進行的訪談裡，米爾格蘭問他，誰該為電擊另一個房間裡的人負起責任時，他並沒有把責任推到主持實驗的人身上。相反地，他答道：「我會把責任都攬到我自己身上。」他是一個有受過高等教育的專業人士，而我們必須承認，教育是決定良心是否保持警覺的因素之一。但我們也不能說，學位就一定能夠增進人類的良心，這麼說會犯下嚴重的錯誤。另一方面，教育有時候能夠夷平權威人物的合法性，如此一來，一個人就不會不加質疑地服從。一個人如果受過教育，或是擁有知識，他也可能會認爲「自己就是合法的權威」。

在米爾格蘭實驗的另一個變形版本裡，他用「普通人」而不是科學家，作爲命令實驗對象執行電擊的人。在「普通人」主持實驗的時候，跟穿實驗室白袍的人主持時有很大的不同，實驗對象服從他命令的比率從六二．五％掉到二〇％。包裝和認知顯然幾乎是最重要的一切。有些人會反抗一個看起來跟我們差不多的人，但大多數人會服從一個看起來像權威的人。在領袖和專家都能藉由神奇的電視來到我們身邊的時代裡，這個發現特別受到關注，幾乎所有人在電視裡都能夠表現得像個顯貴，威風凜凜，比本人更強大。

電視上的影像除了「比本人更強大」之外，跟我們還很親近、很私密，就在我們家的客廳裡。而另外一個會影響「權威能否壓制個人良心」的因素，是下命令的人有多靠近。在米爾格蘭更改實驗條件時，像是他不在房間裡，服從的比例就掉了三分之二，落到跟「普通人」主持實驗時差不多一樣的水準。當權威沒有很靠近身邊的時候，實驗對象通常會只按機器上電流比較不強的開關來「欺騙」他。

「跟權威靠近與否」與戰爭時所需要的服從特別有關係。一旦開戰，個人的良心就會跟殺人劃清界線——讓那些認為「人類天生就愛製造戰爭」的人跌破眼鏡。良心實在太頑強，所以軍事心理學家必須想辦法解決。比方說，軍事專家現在已經知道，如果要叫士兵殺人，一定要權威親自來到軍隊下令。要不然，戰場上的人對殺人的命令通常會「虛與委蛇」，會故意瞄不準，或乾脆不射擊，以免違背自己良心強大的禁令。

馬歇爾准將（Brig. Gen. S. L. A. Marshall）是美國第二次世界大戰期間，太平洋戰區的戰史家，後來他成為歐洲戰域的官方史學家[13]。他寫了很多第二次世界大戰期間發生的事情，當領導人現身下命令的時候，幾乎所有士兵都會服從命令並且開槍射擊，但當領導人離開以後，射擊率立刻就掉到一五%到二〇%之間。馬歇爾認為，如果士兵不是直接被人下令射擊的話，他們就會如釋重負，「而這並不是因為體認到他們已經比較安全了，而是因為了解到他們暫時不用被逼著取人性命了。」

美國前海軍陸戰隊員暨傘兵，大衛．葛洛斯曼中校（Lt. Col. Dave Grossman）在著作《論殺人：在戰爭與社會裡學習殺人所需付出的心理成本》（*On Killing: The Psychological Cost of Learning to Kill in War and Society*）裡，檢視了馬歇爾的觀察報告，以及美國聯邦調查局（FBI）對一九五〇年代到一九六〇年代執法人員沒有射擊率的研究，以及一長串戰爭（包括美國內戰、第一次世界大戰、第二次世界大戰、越戰以及福克蘭戰爭）的觀察報告。他從這些資料當中得出以下結論：「歷史上絕大多數的戰士，在他們能夠殺敵，或是也應該殺敵的關鍵時刻，就會發現自己是『良心反對者』（conscientious objectors）[14]。」葛洛斯曼權衡過汗牛充棟的「第一線士兵通常會反抗，或是故意破壞殺人機會」的相關歷史證據之後，得出關於人性的結論，「這個結論很新穎，也很令人感到安慰：儘管有暴力和戰爭這個一直打不破的傳統，但人類的天性並不愛殺人。」爲了破壞士兵的良心底線，爲了讓士兵能夠把刺刀刺下去，或是把扳機扣下去，爲了讓士兵能夠殺一個素不相識的人，軍方就必須花很多心思來教導士兵，在心理上制約他們，而在戰場上也必須找權威來給他們下命令。

而且，對軍隊耳提面命他們的敵軍僅僅是「一群畜生」，或是死德國佬、死東方人，或是小日本鬼子，都有助於助長「道德排他」。誠如彼得．華生（Peter Watson）在

13 參見馬歇爾所著的《面對敵火：未來戰爭中戰鬥指揮的問題》（*Men Against Fire: The Problem of Battle Command in Future War*）。

14 也就是出於道德或宗教或個人良知等理由，拒服兵役或拒絕服從不正當軍事任務的人。

著作《心裡的戰爭：心理學在軍事上的利用與濫用》（*War on the Mind: The Military Uses and Abuses of Psychology*）裡所寫的，「他們嘲笑當地的習俗很愚蠢」，並且「把當地有頭有臉的人抹黑成大惡人」。

不管是在戰場上或是戰場下，對正在服役的軍人或是已經解甲歸田的人來說，他們一直都在打一場很特別的戰爭，這場戰爭一定會被描述為善惡之間具決定性，甚至是很神聖的鬥爭，而這正是歷史上每一場重要戰爭期間，當局——衝突各方的當局——試圖傳達的訊息。比方說，雖然現在除了越戰後期爆發出來的道德惡行之外，我們已經很難想起關於越戰的其他事情了。但在這場戰爭一開始的時候，美國人都一再向自己保證，他們——而且唯有他們——能夠拯救南越人民於日後的水深火熱之中。國家領袖在戰時所發表的演說——在當代是透過電視，或廣播傳送到我們家裡——總是會竭盡所能地強調「這是一個絕對必要的任務」，以此為殺人這件事情辯護。但矛盾的是，由於良心很重視這種召喚以及族群意識，因此權威就更容易達成目的。換句話說，良心是會被騙的，當情況演變到非得殺陌生人的時候，通常就需要欺騙良心了。

心理學能夠提供軍方讓不想殺人者殺人的法寶，而軍方利用這些法寶也已經不是新聞了，這實在很讓人洩氣。但在這些壞消息背後，還是有微弱的希望之光在閃爍。我們開始了解，人類並不像我們以為的那樣，人類並不是是天生的殺人機器。就算是處在戰爭令人絕望的壓力之下，我們通常不會射擊，要不然就會故意射偏，就算是在權威的籠罩之下，我們的良心還是沒有被壓抑下來，我們的「人類情感連結」（human connectedness）總是會發出強烈的抗議——良心總是會發聲——提醒我們不得殺人。

因爲戰爭的本質就是殺人，所以戰爭就是良心和權威之間最後的競賽。我們的第七感要求我們不可奪人性命，但當權威支配了良心時，戰場上的士兵就會被誘使去殺人，而他很有可能罹患「創傷後壓力症候群」（post-traumatic stress disorder），而且下半輩子都會爲這種病所苦，加上伴隨創傷而來的憂鬱症、離婚、各種癮頭、各種潰瘍以及心臟病等等。相較之下，關於越戰退役軍人的研究已經證明，沒有被逼著殺人的軍人跟服役期間沒有上戰場的人一樣，比較不會出現「創傷後壓力症候群」的症狀[15]。

我們的道德感和權威人物之間的競爭（這種競爭會造成嚴重的後果），從人類開始住在階級劃分的社會後就沒有休兵的一天。過去五千年來，君主、貴族、一國的領袖都

---

15 參見史戴曼（J. Stellman）和史戴曼（S. Stellman）發表在《環境研究期刊》（*Environmental Research*）上的〈美國有戰鬥經驗的退伍軍人身上的創傷後壓力症候群：相關影響因素〉（Post Traumatic Stress Disorders among American Legionnaires in Relation to Combat Experience: Associated Contributing Factors）。這項研究隨機選取了六千八百一十名退伍軍人，檢視創傷後壓力症候群的症狀和參與殺人過程之間的關係。

可以命令比較沒有權力的人上戰場或是殺人。這顯然是良心的鬥爭，就算到了我們的下一代或是下下一代，也沒辦法得到解決。

六成服從，四成憑良心

米爾格蘭指出，十個人裡面，至少有六個人通常會不管三七二十一就服從出現在面前的官方權威，而這也表示，其他因爲不服從權威而造成嚴重後果的人，心理上也會感到很痛苦。通常，不服從命令的人會覺得自己跟社會秩序格格不入，或許還會覺得自己不忠。服從是被動的，只有不服從的人必須承擔「他行動的沉重責任」——用米爾格蘭的話來說。如果勇敢就是根據一個人的良心來行動（儘管當事人很痛苦或是很恐懼），那麼力量（strength）就是能夠讓一個人的良心保持清醒，並且發揮作用的能力（儘管權威要求他做不一樣的事情）。力量很重要，因爲在積極支持良心的時候，我們會遇到很大的困難。

爲了說明起見，我要提出一個只有一百個成年人的想像社會，這個團體剛好符合已知的統計數字。這意味在我假設的這個社會裡，有四個人是反社會人格者——他們沒有良心。而在剩下來的那九十六個正派居民裡（這些人全都有良心），有六二．五%毫無疑問都會服從權威，而這個權威很有可能就是那四個比較愛攻擊人，或是比較愛控制人的反社會人格者之一。然後還剩下三十六個人有良心，而又有能力承擔自己行動的沉重責任，這些人占了這個群體三分之一多一點。雖然不能說是眾寡懸殊，但這些人的日子肯定也不好過。但對那些受良心約束的人來說，還有另外一個挑戰——大多數的反社會人格者都是難以辨認的。

第四章

世上最好心的人

我看到一名狼人正在偉克商人餐廳（Trader Vic's）裡喝椰林風光（pina colada）[1]。他的毛髮眞是太完美了。

——華倫・奇馮（Warren Zevon）[2]

多琳．利特菲爾德看了一眼後照鏡，在心裡面第一百萬次想著，要是她是個美人胚子，日子就好過太多了。她看起來很漂亮是拜化妝所賜。她很清楚，如果她不精通化妝，或是她很疲憊的話，那麼她的姿色看起來就會平凡得像個農家女孩，彷彿她就該擠牛奶，而不是坐在這輛黑色BMW的駕駛座裡。她才三十四歲，皮膚看起來還是很光滑，還沒有皺紋，或許有一點蒼白，她的鼻子有點尖。但她的頭髮是淡黃色的，不管怎麼弄，就是很乾很鬈。幸好，她的身材很曼妙。她的視線從後照鏡移到她淺灰色的套裝上，很保守，但很合身。她的身材很好，甚至比臉蛋更好，她知道怎麼活動才能突出她的優點。就一個長相平凡的女人來說，她實在很有女人味。不論她走過任何房間，房間裡的所有男人都會回過頭來看她。想起這一點，她微微一笑，發動車子。

她駛離公寓差不多一英里後，突然發現忘了餵她那隻該死的瑪爾濟斯。哦，嗯。這隻笨狗在她今晚下班前會想辦法活下來的。這隻狗是她一時衝動買下來的，她已經買一個月了，她不知道當初爲什麼要買這隻狗。當初是想說她帶這隻狗出去遛的時候，看起來一定很優雅，但遛狗後來就變得很無聊。等她有空的時候，她一定要給牠安樂死，或許她可以把牠轉賣掉。畢竟這隻狗很貴。

她把車停在精神專科醫院的停車場裡，她確定自己把車停在實習醫生珍娜那輛生鏽的福特Escort房車旁邊，這就容易營造出某種視覺對比，而這應該可以提醒珍娜，她們倆在這個世界上的地位有如天壤之別。她又對著後照鏡看了一眼，接著提起塞得快滿出來的公事包，讓人看到她的公事包，就知道她工作得有多賣力。她來到病房上面的辦公區。穿過候診室的時候，她對艾薇綻出「我們是好姊妹」的笑容，艾薇是這一區的祕書兼接待人員，穿著很邋遢，她看到多琳後立刻笑逐顏開。「早安，利特菲爾德醫生。哦，我的天啊，你這身衣服眞好看！實在太正點了。」

「是嗎，謝謝你，艾薇。我就知道你永遠都會帶給我好心情。」多琳報以另一個燦爛的笑容。「病人到了就按蜂音器通知我好嗎？」

現在時間還早，還不到早上八點，多琳走到窗邊觀看同事陸續抵達。她看到有一雙修長美腿的潔姬．魯賓斯坦朝著這棟大樓款款走來。潔姬是洛杉磯人，脾氣很好，很風趣，她的肌膚是很漂亮的橄欖色。潔姬也很優秀，比多琳聰明得多，而這也表示她甚至比其他人都聰明。多琳私底下很瞧不起她。事實上，她實在很痛恨潔姬，如果她能夠想到辦法躲過法律制裁，她就會殺了潔姬，但她知道自己終究會被抓到。多琳和潔姬八年前一起在這家醫院作博士後研究，那時她們就結爲好友了，至少從潔姬的眼裡看來。但

1 用鳳梨汁、椰子汁和蘭姆酒調配而成的「鳳梨奶霜酒」，是最受女性喜愛的幾種雞尾酒之一。

2 美國知名創作歌手，甫於二〇〇三年過世。

現在多琳聽說，潔姬或許會得到「年度最佳導師獎」（Mentor of the Year Award）。她們倆同年。潔姬怎麼可能在三十四歲的年紀就因爲當「導師」而得獎呢。

潔姬走到草坪上，她抬頭往上看，她注意到多琳就站在辦公室的窗邊。她朝多琳揮揮手。多琳羞澀地對她笑了笑，也朝她揮揮手。

就在這時候，艾薇按蜂音器通知她今天第一個病人到了，這個病人是個年輕男子，英俊得令人嘆爲觀止，他有寬闊的肩膀，但看起來非常害怕，他的名字叫做丹尼斯。用醫院的行話來說，丹尼斯是VIP（very important patient，非常重要的病人），因爲他叔叔是一個很有名望的全國性政治人物。在這間一流的教學醫院裡，有很多像丹尼斯的VIP病人，名流、有錢人，人人耳熟能詳的大家族一員。丹尼斯並不是多琳的病人。更確切地說，多琳是他的行政負責人，意思就是說她一星期得見他兩次，詢問他目前治療的情況，確定文件那些東西都有處理好，等他好得差不多就放他出院。多琳已經聽說丹尼斯今天想要討論出院事宜。他覺得他已經好多了，應該可以回家了。

把行政上的工作跟心理治療分開是醫院的政策。每個病人都各有一個行政負責人和心理醫生。丹尼斯的心理醫生，也是他崇拜得五體投地的人，就是才華洋溢的潔姬．魯賓斯坦醫生。昨天，潔姬告訴多琳，病人丹尼斯的病情有極大的改善，計畫安排他出院轉爲門診病人。

現在，丹尼斯就坐在多琳．利特菲爾德辦公室裡的一張椅子上，努力抬起頭來看她，他知道應該這麼做，如果他想表現出他好到能夠出院回家。但他試了很久，還是沒辦法正眼看多琳，他依舊看向別的地方。她的灰色套裝，還有眼神讓他感到害怕。儘管如此，他覺得自己還是很喜歡她。她總是對他非常和顏悅色，而且其他人都跟他說，在所有醫生裡面，利特菲爾德醫生是最關心病人的醫生之一。不管怎麼說，她是專家。

多琳坐在辦公桌後頭，她望著二十六歲的丹尼斯，再一次對他完美的臉部線條，以及充滿男子氣概的年輕肉體感到驚訝不已。她很好奇他最後能夠繼承多少錢。但接著她想起她的任務了，她用母性的笑容鎖住他緊張不安的注視。

「丹尼斯，我聽說你覺得你這星期好多了。」

「是的，利特菲爾德醫生。我這星期覺得好多了。眞的，整個人都好多了。我心裡的念頭少多了。這些念頭現在不會整天都來煩我了，不像我剛來那時候那樣。」

「爲什麼你會這麼認爲呢，丹尼斯？爲什麼你認爲這些念頭再也不會來煩你了呢？」

「哦，呃，我很認眞地做魯賓斯坦醫生教我的認知治療技巧，你知道吧？這些辦法很不錯。我的意思是說，這些辦法很有幫助。而且……嗯，情況就是，我覺得我已經可以回家了。或者或許很快就能回家了？魯賓斯坦醫生說，我可以當她的門診病人，這樣她就可以繼續追蹤我的病情。」

丹尼斯的「念頭」，現在不會煩他煩得那麼厲害的念頭，是會不時出現、害他無法過正常生活的被害妄想。丹尼斯曾經是成績優秀、充滿朝氣的青少年，而且也是高中曲棍球隊的冠軍，但他在大一的時候一度精神崩潰，就被送到醫院來了。從那時候開始，在這七年裡，他的妄想症好好壞壞，但從來沒有眞正痊癒過，因此他也就進進出出精神病院好幾次。那些可怕的「念頭」冒出來時，他會認爲大家都想要殺他，而且爲了不讓他知道這件事情，他們還會撒謊騙他。他的現實感已經支離破碎了，而且還飽受猜疑的折磨，就算他的妄想症已經減輕很多，但他現在還是很會疑神疑鬼，害他越來越難跟其他人相處。潔姬．魯賓斯坦跟這個不信任任何人的孤獨男孩建立了治療關係，這是很了不起的成就。

「你說魯賓斯坦醫生說你可以出院了，然後她會把你轉成門診病人？」

「對。對，她是這麼建議的。我的意思是說，她認爲我好得差不多了，差不多可以回家了。」

「眞的嗎？」多琳困惑地望著丹尼斯，彷彿期待他解釋得更清楚。「她可不是這麼告訴我的。」

出現了很長的沉默，在這期間丹尼斯一直顫抖。最後，他問道，「你這麼說是什麼意思？」多琳發出一聲充滿同情的嘆息，她從辦公桌後面起身走過來坐在丹尼斯旁邊。

她想把手放在他的肩膀上，但他把身子往旁邊挪了挪，彷彿她會打他似的。丹尼斯望著窗外，然後他重複問題：「你說『她不是這麼告訴你的』是什麼意思？」

多琳很了解被害妄想是怎麼一回事，她知道丹尼斯已經開始懷疑魯賓斯坦醫生背叛他，丹尼斯原本認爲魯賓斯坦醫生是他這個世界上唯一的朋友。

「魯賓斯坦醫生告訴我，她很確定你比剛進來時嚴重多了。至於把你轉成門診病人來治療，她很明確地跟我說，她從來都沒有同意要讓你出院。她說你這個人太危險了。」

連多琳都看得出來丹尼斯心裡面有些東西已經飛出窗外了，而且好一陣子都不會再飛回來。她說道，「丹尼斯？丹尼斯？你還好吧？」丹尼斯沒有動，也沒有說話。她再度開口。「我眞的很抱歉我得跟你講這件事情。丹尼斯？我想這應該是一場誤會。你知道魯賓斯坦醫生從來都不會騙你的。」

但丹尼斯沉默不語。他這一生分分秒秒都得應付被人背叛的恐懼，但這次竟然是他最崇拜的魯賓斯坦醫生背叛他，這次實在太嚴重、太出乎他的意料，這次的背叛攻擊到了他最沒有防備的部分，讓他變得像尊雕像般一動也不動。

當多琳了解到他沒打算回答的時候，她走過去打電話叫助理進來。兩名魁梧的工作人員旋即出現在她辦公室的門口。他們長得人高馬大，但她是權威，所以他們肯定會服從她的命令。想到這一點她就樂不可支，但臉上的表情依然很嚴肅，她簽署了把丹尼斯關起來的命令。「寄宿」（boarding）——說法很委婉，聽起來就像醫院把人送到客棧去住一樣——意指把病人從不用上鎖的病房（像是丹尼斯原本住的病房），移到上鎖而且加強安全防衛的病房。如果病人變得很暴力，或是舊病復發而且發作得很嚴重（就像丹尼斯這樣），他們就會被關起來。如果有必要，他們還會被監禁，重新用藥治療。

多琳很確定丹尼斯不會跟任何人講她剛剛說的話。丹尼斯不會跟別人講他的祕密，因爲他的被害妄想太嚴重了。但就算他跟別人講這件事情，也沒有人會相信他。沒有人會不相信醫生反而相信病人的。而且從她剛剛看到的一切來看，他得很久很久以後才能走出這件事情的陰影，而且他什麼事情都不會講出去。多琳感到心滿意足，她知道潔姬·魯賓斯坦剛剛失去了一個很不錯的VIP病人。他現在對潔姬已經生出相當偏執的被害妄想了，而最棒的是潔姬將會責怪自己，她會認爲她在治療他的時候不知道哪裡出了錯，或是不小心說了什麼傷害他的話，潔姬對這種事情沒有什麼招架之力。她會受到別人的責難，而且她會把這名病人交給其他的心理醫生。然後醫院裡的人就會開始議論魯賓斯坦醫生的專業。

騙人勾當

多琳・利特菲爾德就是人格理論學家希鐸・米隆（Theodore Millon）稱之爲「垂涎型精神病態」（covetous psychopath）的人，此處的「精神病態」指的也就是「反社會人格」，或是沒有良心。而「垂涎」指的通常是：對別人擁有的東西產生了毫無節制的欲望[3]。並不是所有的反社會人格者都會「垂涎他人」，但如果一個人同時擁有「沒有良心」和「垂涎他人」這兩個特質，這個人就會很可怕。因爲一個人不可能偷走，或是擁有另一個人最寶貴的「所有物」，像是美貌、智力、成功、鮮明的性格，因此垂涎型反社會人格者就會糟蹋，或是摧毀別人身上那些自己很嫉妒的特質，如此一來，那些人就不再擁有他所嫉妒的特質，或者，起碼無法跟以前一樣盡情享受特質所帶來的好處。

---

3 很多人設法辨識各種不同類型的社會病態。最有意思的一種類型學是米隆提出來的。米隆辨識出精神病態的十種子類型：垂涎型、無原則型、不誠實型、冒險型、懦弱型、暴躁型、惱人型、有惡意型、暴虐型和邪惡型。他特別指出「第十種一點都不特殊……分類學有時候分得太粗略了，但有時候也分得太細了。」米隆的分類學詳見米隆和戴維斯（R. Davis）所著的〈精神病態的十種子類型〉（Ten Subtypes of Psychopathy）（引自米隆等人所編輯的《精神病態：反社會、犯罪和暴力行爲》〔*Psychopathy: Antisocial, Criminal, and Violent Behavior*〕）。

誠如米隆說的，「樂趣在於奪取，而非擁有。」

「垂涎型反社會人格者」認為生命騙了他，覺得生命對其他人都很慷慨大方，但對他很小氣。因此他一定得藉由掠奪別人，或是藉由暗中對別人搞破壞來平衡現存的不公平。他認為自己受到造化、環境和命運的不公平對待，因此傷害其他人就成了讓自己覺得很有權力的唯一手段。懲罰——通常是懲罰不曉得自己已經成為目標的人——是垂涎型反社會人格者生活裡最重要的活動，也是他們最優先要做的事情。

暗中施展權力的遊戲是他們生活中的最優先事項，因此垂涎型反社會人格者會把所有騙人的花招、忍耐的功夫都花在這上頭。為了玩這個遊戲，或許還會想出陰謀詭計，或是做出很殘忍的行為，行為不僅殘忍，或許還會讓大多數人都覺得他很過分，甚至有可能同時毀了他自己。而當這種人出現在我們的生活領域當中，出現在我們周遭，甚至進入我們的日常生活裡，我們通常對他的活動不以為意。我們並不希望看到一個人對一個幾乎沒有傷害過他，或是冒犯過他的人進行危險邪惡的報復。我們都不希望看到這種事情，因此我們看不到事情的發生，就算已經發生在某個我們認識的人身上——或是在我們自己身上。垂涎型反社會人格者所採取的行動通常都很怪異、很卑鄙，以致我們拒絕相信他們是出於故意，我們甚至會認為只是倒楣碰上罷了。因此，大家會看不清楚他的真實本性。他能夠把自己的行動弄得很不突出，所以一般人不會特別注意到，就像多琳就能夠在一群很聰明、很專業的人裡面混了將近十年。

垂涎型反社會人格者就是披著羊皮的狼，而在多琳的例子裡，她的僞裝格外精巧。多琳是個心理學家，不管怎麼說，這家醫院裡的所有人都相信她是個心理學家，而這從多琳．利特菲爾德的目的來看，意思是差不多的。但眞相是（萬一眞的有人發現的話）：她並沒有心理醫生的執照，也沒有博士學位。她二十二歲的時候，的確有在老家的州立大學拿到心理學學士學位，但她也就只有這張文憑而已，其餘都是胡說八道。這家醫院以博士後的名義聘用她時，確實有核對她的推薦函，但那兩封推薦函，全都是用美色勾引有頭有臉的人，逼他們幫她寫的，聘用委員會並沒有核對她列出來的文憑。因爲有名氣那麼大的人推薦，所以他們假設她一定有博士學位。畢竟，有誰會撒這種謊啊？而且她有辦法表現得像個心理學家，把專家和病人唬得一愣一愣的，多琳永遠都認爲——而且顯然她就是這個看法的實證——藉由閱讀，一個人就可以學會很多事情。

多琳剛看完漸漸好轉的丹尼斯，爲了懲罰她一個無辜的同事，她又重新把他打入嚴重妄想的狀態，害他得重新用藥治療，還得被關在上鎖的病房裡。如果我們又回頭看她的辦公室，就會看到她繼續看之後的病人，打了幾通電話，處理一些行政作業，然後再去開內部會議。我們看不到任何很不尋常的事情。她的行爲很正常，正常到我們幾乎不會去注意。或許她不會讓病人的病情有很大的進展，但她也不會對他們造成什麼明顯的傷害，除了像是今天早晨這樣的情況以外，她之所以操縱病人，目的是爲了傷害她鎖定的一個同事。

爲什麼她要用她的技能來傷害住院的精神病患呢？他們沒有她要的東西啊。他們已被世人剝奪了公民權利，光是跟他們一起坐在房間裡，就讓她覺得自己法力無邊。不過也有例外，偶爾會來個有點太過漂亮——更慘的是——或是太過聰明的女病人。那麼多琳或許就會讓病情變得更嚴重一點，她會讓這些病人既有的自我厭惡變得更嚴重。因爲她的角色是心理醫生，所以她要把她們搞得更嚴重簡直是易如反掌。而且他們的診療永遠都是一對一的，而病人永遠都無法理解，到底是什麼事情把她害成這樣，因此也就無法跟診療室外面的人求救。

不過，對於不會激起多琳奪取「他們擁有的東西，或是他們身上擁有的特質」欲望的人，她就不會把他們當目標。相反地，如果她認爲找些嘍囉（她是這麼看待他們）圍繞在她身邊，對維持她那披著羊皮的僞裝（包括假裝自己是很善良、很關心別人、很認眞負責而又工作過度的可憐蟲。）有幫助的話，那麼她就會表現得格外迷人，或是對他們格外客氣。多琳今天已經暗中把潔姬．魯賓斯坦和丹尼斯毀了，她現在準備要下班了，她很確定自己會在艾薇的辦公桌前停下來聊一會兒。她每天傍晚回家前都會跟她聊一聊。艾薇是這一區醫護人員的祕書兼接待人員。多琳走出辦公室，一屁股坐在接待室的一張椅子上，然後說道，「哦，艾薇！我眞高興今天結束了！」艾薇比多琳大了二十歲。她的體重超重，戴著塑膠製的廉價大耳環。多琳認爲她很可悲。

艾薇用溫暖的語調回答她，「我知道。你這個可憐的小寶貝。還有可憐的丹尼斯！我不是醫生，但你知道我看過很多病人，我還以爲他有希望……我想我弄錯了。」

「沒有，你沒有錯。你的觀察很入微。他有一陣子似乎好多了。這份工作有時候就是會讓你覺得難過。」

當然囉，今天早晨，艾薇可是眼睜睜地看著那兩個不苟言笑的助理把丹尼斯架走。她現在一臉擔憂地望著多琳。「你知道嗎，利特菲爾德醫生，我很擔心你。」就在艾薇說話的時候，她注意到多琳的眼睛裡盈滿了淚水，然後她就壓低嗓子繼續說道，「哦，我的天啊，今天一定很可怕吧，親愛的？希望你不會覺得我太愛管你的私事，但你眞的太多愁善感了，你實在不適合做這份工作。」

「不，不是的，艾薇。我只是太累了，當然我對丹尼斯的事情很難過。別跟任何人講，但他對我來說很特別，你知道嗎？我希望能夠趕快回家，晚上好好睡上一覺。」

「嗯，這正是你應該做的事情，親愛的。」

「我希望我可以這麼做，但我還沒有把那些行政作業弄完，我想我得熬到半夜才能把工作趕完。」

艾薇看了多琳塞得都快滿出來的公事包一眼，然後說道，「你這個可憐的小寶貝。或許，我們來想些好玩的事情來分散你的心思吧……嗯，今天發生了那麼多事情。你那隻新養的瑪爾濟斯小狗還好嗎？」

多琳用手背遮住眼睛，然後微笑。「哦，牠太棒了，艾薇。事實上，有時候牠可愛到我想一口把牠吃下去。」

艾薇咯咯直笑。「嗯，那麼，我敢打賭牠正在等你回家呢。你何不現在就回家，給牠一個大擁抱呢？」

「不能抱得太用力。我會把牠擠扁的。牠太嬌小了。」

話說完後，這兩個女人一起放聲大笑，接著多琳說道，「艾薇，艾薇。你知道嗎，我認爲你應該來當心理醫生才對。你總是知道如何讓我的心情變好。明天早上見囉。」

「明天見。」艾薇向她保證。艾薇笑得很開心，多琳提起公事包走出去，身體刻意稍微偏往提公事包的那一側。

多琳走到停車的地方，在那裡碰到珍娜。今天早晨她把車停在珍娜快要報銷的福特Escort房車旁邊，珍娜是醫院裡新來的實習醫生，不像艾薇——很年輕，很活潑，很漂亮，有一頭又長又直的赤褐色秀髮，多琳已經把她當作目標。

「嗨，珍娜。回家嗎？」

珍娜不知道該怎麼回答這麼明顯的問題，她覺得多琳或許是在批評她，因爲大家都期待實習醫生得做牛做馬，超時工作。但她很快就恢復正常了。「對。沒錯。我是要回家。你呢，也是回家嗎？」

多琳一臉關心地望著她。「不是要在查特文廳開緊急會議嗎？」

查特文廳那邊的病房是由嚴厲且令人望之生畏的湯瑪斯．拉爾森醫生負責，多琳知道拉爾森醫生即將成爲珍娜的直屬長官。當然，那邊並沒有在開會。這是多琳當場捏造出來的。珍娜馬上就臉色慘白，「現在有個緊急會議？沒有人告訴我啊。什麼時候？爲什麼要開？你知道嗎？」

多琳裝出女教師的派頭，看看她的錶然後說，「大概十分鐘前吧，我想。你難道都沒有聽你電話的語音留言嗎？」

「有，我當然有啊，但眞的沒有關於開會的留言啊。在拉爾森醫生的辦公室嗎？」

「我猜是吧。」

「哦，不要啊。我的天啊。我得……我應該……呃，我想我得盡快趕過去。」

「好主意。」

珍娜實在太驚慌了，以至於她沒有懷疑爲何利特菲爾德醫生知道有這麼一個緊急會議。這個年輕的實習醫生衝出停車場，開始拔腿跑過醫院的草坪，那片草坪大約有一英畝那麼大，而且都被雨水淋濕了，她腳上穿的還是皮鞋。多琳站在停車場裡，目送她遠去，直到她跑進大樓看不見蹤影為止。多琳坐進BMW裡，從後視鏡裡檢查她的妝有沒有掉，然後開車回家。明天，或是後天，她就會再度碰到珍娜，珍娜將會質問她那個其實並不存在的會議。而多琳就只會聳聳肩，一直盯著珍娜，然後珍娜自己就會先退卻的。

反社會人格vs.犯罪

多琳．利特菲爾德永遠不會因為她的作為被起訴，包括無照行醫。丹尼斯那個很有影響力的叔叔也永遠不會發現她的眞面目，她的其他病人，或是病人的家屬也不會。醫院裡的專業人士永遠也不會追究她欺騙他們（這是犯法的）的法律責任。她永遠都不會因為任何事情而被懲罰，她不會受到同等於她無數次攻擊病人心理的懲罰。她的例子很適合用來說明反社會人格和犯罪之間的區別——就在於她會不會被逮到。

但成年人很少因為做了沒有良心的事情而被捕。因為整個人口裡有四%是反社會人格者，因此我們可能會認為（這種想法很合理），監獄系統裡應該已經裝滿了反社會人格者，以至於其他類型的犯人都沒地方關。但情況並不是如此。羅伯特．海爾和其他調查囚犯的研究人員發現，美國關在監獄裡的囚犯大約只有二〇%是反社會人格者[4]。海爾和其他研究人員經過詳細的調查，他們發現這二〇%的監獄人口得爲五〇%以上的「最嚴重的罪行」（勒索、持械搶劫、綁架、謀殺），以及反國家的罪行（叛國、間諜、恐怖主義）負責，但關在監獄裡的囚犯（包括男女在內），十個人裡面大概只有兩個是反社會人格者。

換言之，大多數被發現的罪犯都不是反社會人格者。更確切地說，他們都是人格比較正常的人，罪行都是負面的社會力量（social forces）造成的，諸如嗑藥文化、兒童受虐、家庭暴力和跨世代貧困等等。這個統計數字也意味著，只有少數幾件反社會人格犯罪會受到司法體系的關注——也就是說，只有少數幾個反社會人格者眞是服刑的罪犯。反社會人格者最常見的特質就是不斷騙人、不斷僞裝（像多琳那樣）。對比較聰明

---

4 參見海爾、史壯恩（K. Strachan）和佛斯（A. Forth）所著的〈精神病態與犯罪：一個評論〉（Psychopathy and Crime: A Review）（引自豪威爾斯〔K. Howells〕和荷林〔C. Hollin〕所編輯的《精神疾患違法者的臨床治療方法》〔*Clinical Approaches to Mentally Disordered Offenders*〕），以及哈特（S. Hart）和海爾所著的〈精神病態：犯罪的評估與聯想〉（Psychopathy: Assessment and Association with Criminal Conduct）（引自史多福〔D. Stoff〕、布瑞林〔J. Breiling〕和馬塞〔J. Maser〕所編輯的《反社會行爲手冊》〔*Handbook of Antisocial Behavior*〕）。

的反社會人格者來說，比較難隱瞞的只有那種最明目張膽的罪行（像是綁架、謀殺等等）。有些（但絕對不是所有的）反社會人格者幹下持械搶劫和綁架會被逮到。但多琳．利特菲爾德這種人很少會被逮到，而且就算被逮到了（也就是被發現了），也很少會被起訴。而結果是，大多數的反社會人格者都沒有被關在監獄裡。他們就跟你我一起生活在這個世界上。

距丹尼斯被關在上鎖的病房裡已經過了四天，星期天的醫院園區空蕩蕩的，有輛小車開過狹窄車道來到關丹尼斯的那棟樓。魯賓斯坦醫生下車，從她外套的口袋裡掏出一把巨大的鑰匙，能夠讓她進出這棟三層樓的石造建築物。她來是想再試試看的，再試一次，讓已經嚇壞的丹尼斯跟她交談。她走進病房的時候——另一個金屬門在她身後關上並且鎖住了——看見丹尼斯坐在一張綠色的塑膠皮沙發上，眼睛凝視著一台沒有開的電視機。他抬起頭，他們眼神交會了一會兒，出乎她的意料之外，而且也著實讓她鬆了一口氣，丹尼斯打手勢叫她過來坐下。

接著，第一個奇蹟發生了：丹尼斯開口說話了。他一直說一直說，一五一十地把多琳講的話跟潔姬．魯賓斯坦說。而第二個奇蹟就是潔姬相信了他說的話。

潔姬那天晚上就從家裡打電話給多琳，跟她對質。多琳否認到底，而且還倨傲地指控她相信病人的妄想。在潔姬拒絕放過這件事情時，多琳警告她，如果她膽敢跟醫院其他人講這個荒誕不經的故事，就要毀了她的事業。潔姬跟多琳講完電話後，就馬上打電話給一個住在洛杉磯的好朋友尋求支持。她半開玩笑地告訴他，她覺得自己好像就要喪失心智了。潔姬並不知道多琳是冒牌貨。因此從潔姬的角度來看，她和多琳是醫院裡的同事。基於這個理由，潔姬知道，如果想讓醫院裡的資深人員接受自己的觀點，她將有一場硬仗要打。他們會假設這件事情只是她跟潔姬不和。最壞的情況就跟多琳一樣，他們或許會認為，她把病人的問題變成她自己的。但是，第二天一早，她還是走進主任的辦公室，告訴他發生了什麼事情。主任那留著灰色鬍子的臉脹紅了，潔姬覺得有什麼蹊蹺，因為他好像並不怎麼生氣。她懷疑——她以前就多少懷疑過——他跟多琳有一腿。

主任聽完潔姬的話之後，並沒有採取多琳那種相當倨傲的做法，他只是客氣地提醒潔姬，被害妄想症患者的幻覺有多容易令人信以為真。他說，他很懷疑丹尼斯告訴她的事情是真的，希望她和多琳不要無限期地鬧意見不合。她們之間的不和對醫院有很不好的影響。因此，和往常一樣，多琳做了這種事情之後，還是躲過了一劫。好消息是，潔姬對丹尼斯的治療並沒有中斷太久，而且丹尼斯很快就出院了。

多琳．利特菲爾德的結局終於來了——這種結局對垂涎型反社會人格者來說實在太常見了。她的結局並不是平地一聲雷，而是靜悄悄地由體系之外的人引爆。告發者是一個為消費者伸張權益的人，他一個月上兩次當地一個叫「買家當心」（Buyer Beware）

的電視節目。多琳攻擊丹尼斯事件過了六年以後，這個當地名人的妻子因爲罹患憂鬱症住院治療，而且純粹是出於偶然，多琳被指派爲她的心理醫生。這件事情之所以曝光，是因爲他認爲，妻子的心理治療把他們的婚姻搞得一團糟，因此他調查多琳的底細，結果發現了她的眞面目。他馬上聯絡醫院的行政主任，跟他說，如果馬上把多琳踢出醫院，爲他的妻子找新的心理醫生，並且把醫療費用一筆勾消，那麼他就不會在電視上把多琳和醫院的醜聞抖出來。他講得很有道理，把醫療費用一筆勾消比付出大把鈔票划算多了，而且搞不好他眞的會在電視上將這件事情抖出來，事情就更嚴重了。主任看到他拿出來的文件，馬上就明白他的意思。那天剛好是多琳的四十歲生日，艾薇幫她搞了一個小型辦公室派對，大家正在吃蛋糕的時候，多琳突然被叫到行政大樓。在行政主任的辦公室裡，行政主任、醫療部主任以及護理部主任通知多琳，警衛會押著她去開她的車，然後親眼看著她離開醫院的園區。多琳跟他們說他們犯了大錯，那個爲消費者伸張權益的人在撒謊。因爲他不喜歡她，而且她要控告醫院。

她開車離去，雖然她在那裡待了十四年，但沒有人後來有聽說過她的消息。醫院的管理階層沒有打算追究，理由很明顯，就是不想事件曝光後感到難堪，以及追究醫療責任等等。而她消失以後，大家都鬆了一口氣。護理部主任和潔姬．魯賓斯坦私底下談到的時候，都推測多琳一定跑到別的地方，可能跑到別的州，但一定還在當心理醫生。

醫院裡絕大多數的人都很有良心，爲什麼他們在發現多琳的眞面目之後，竟然沒有發生任何衝突，就這樣讓她離開了？而且那可是一家精神專科醫院啊，爲什麼連他們也無法在一開始的時候就發現多琳的眞面目？我們怎麼能夠生活在一群很會害人的騙子裡面，但卻沒辦法對抗他們，甚至沒辦法發現他們的存在？

第五章

爲什麼良心會被蒙蔽？

動搖一個人對自己的信心很容易，簡直易如反掌。而利用這一點來折損一個人的精神是魔鬼做的事情。

——蕭伯納（George Bernard Shaw）

如果多琳能夠想出逃過法律制裁的辦法，她一定會開她那輛BMW去撞潔姬・魯賓斯坦，而不會只是妨害她的工作。而且，如果她眞的開車去撞潔姬，殺害了潔姬或其他任何人，她都不會經驗到罪惡感或是悔恨，遑論大多數人——如果殺害了其他人——都會感受到的恐怖。她的血壓不會升高，至少不是跟受害者有關的負面情緒所造成。多琳沒有這種感受，她沒有第七感，所以她對自己行動所造成的結果並不會感到心煩意亂。對大多數人來說，就算不喜歡被我們殺掉的人，殺人依然讓我們感到很震驚，還會感到極度痛苦，感到生命就此天翻地覆。然而對多琳來說，她會把這種行動——假如她從來都沒有被逮到——視爲勝利。正常的情感運作和反社會人格的差異，對我們這些受良心約束的人來說實在太難以想像，因此在大多數的情況下，我們拒絕相信有這種情感空洞的狀態。而且不幸的是，我們很難看清楚這之間的差異有多大，而這一點會害我們置身於險境。

就算多琳沒有用她那雙手謀殺任何人，但她還是給身邊的人造成了數不盡的損害。事實上，損害其他人的生命是她的主要目標。由於她會運用權威來陷害住院病人的醫生同事，或許有一天病人會被她逼到自殺（這是她報復行動所帶來的副作用）。而這十四年來，一大批好人（也就是這家精神專科醫院上上下下的員工）都把全副精力放在努力阻止病人自殺上，因此他們也就無暇發現她的眞面目，而當他們發現她的騙局之後，他們沒有設法阻止她。他們只能眼睜睜地看著她開車走人。

爲什麼受良心約束的人盲目至此？而爲什麼他們在捍衛他們自己、理想以及所關心的人免於反社會人格者傷害時會猶豫不決？這個問題，有很大一部分是跟我們面對反社會人格者時內心裡發生的情感、思考過程有關。我們很害怕，我們的現實感（sense of reality）受到嚴重的損害。我們會認爲這些事情會都是我們想像出來的，或是被我們誇大，或是多少也得對反社會人格者的行爲負責任。在詳細討論對這種無恥行徑的心理反應之前，先描述一下我們對抗的究竟是什麼行徑，才知道應該把我們的心理反應放在什麼背景。

交易工具

第一招是魅力，魅力是一種社會力（social force），我們不該低估這種力量。

爲了達成個人目的，多琳能夠施展出最有魅力的一面。而史基普使出了無窮的魅力來影響他的生意夥伴，並且一路平步青雲取得了支配企業的權力。而魅力——雖然這之間的連結看起來很違反直覺——就是反社會人格的一個主要特徵。他們都很有魅力，都有某種不可解的「領導魅力」。這是無以計數的受害者，以及設法對反社會人格的診斷跡象（diagnostic signs）做分類的研究人員所觀察到的一件事情，這是一個很有力的特徵。我在執業過程裡認識的大多數受害者都曾經說，一開始之所以跟反社會人格者建立交情，都是因爲他或她實在太有魅力，而且就算他或她後來讓他們受到傷害，他們還是會跟他或她維持交情。我經常看著人們搖搖頭，然後做出諸如「我覺得我好像已經認識她一輩子了」、「他的身上有一種其他人身上找不到的力量」的陳述。

反社會人格者的魅力很像其他掠食性動物。例如，我們看著大型貓科動物的時候，很容易就會被牠們的動作、獨立性和力量迷住。但萬一我們在錯誤的時間站在錯誤的地點，直接跟美洲豹面對面通常會讓我們嚇到手腳抽搐，而且也逃不掉，因此，掠食者令人目眩神迷的魅力，通常就是獵物最後經驗到的一件事情。我這裡說的例子是高貴的美洲豹，但我聽過許多受到嚴重傷害，或是義憤塡膺的受害者是用爬蟲類來比喻他們。

而且我們的天性有點喜歡冒險，而這也爲反社會人格者增添不少領導魅力。世俗觀點認爲危險之人很有魅力，而我們被反社會人格者迷住的時候，就證明了這個老生常談確實有道理。反社會人格者在很多方面都很危險。最顯著的一點就是他們偏愛危險的情境和選項，而且他們能夠說服別人一起冒險犯難。正常人偶爾喜歡嘗試一點危險和刺激。我們會掏錢搭無法想像自己能夠存活的大型雲霄飛車，也會買票進電影院，看會讓我們晚上作噩夢的恐怖電影。我們的天性是喜歡偶爾嘗試一下刺激的事情，而我們這個天性，使愛冒險的反社會人格者看起來更加迷人——至少在一開始的時候。被邀請參加一個冒險計畫，跟隨一個會做超出正常界線選擇的人，實在很令人興奮。

「今晚就刷你的信用卡搭飛機飛去巴黎吧。」「我們就用你的積蓄來開辦一門聽起來蠢到不行但有可能會一飛沖天的生意吧。」「我們就到海灘上觀賞颶風吧。」「我們就甩掉你那些無聊的朋友跑掉吧。」「我們就在電梯裡做愛吧。」「我們就把你的錢都賭在我剛剛獲悉的那條內線消息上吧。」「我們就嘲笑那些規定吧。」「我們就穿著T恤和牛仔褲走進那家高級餐廳吧。」「我們就來看看你的車能開多快吧。」「我們就多活出自己一點吧。」反社會人格者就是很「即興」（就是想到什麼就做什麼），愛冒險而且很有魅力，上面這些事情就是他們這些特質的顯現，你或許會因爲反社會人格者的花招實在太老套而笑出來，但他們那些招數經常都能夠成功。不受良心束縛的人，很容易就能夠讓我們覺得自己人生太乏味、太中規中矩、太沒有生氣，應該加入他們的行列，因爲他們的人生更有意義、更令人振奮。從夏娃和蛇開始，史書和文學名著就充斥了愛冒險犯難、做壞事的人，用花言巧語和個人魅力控制甚至毀滅一個人的故事：迪基·格林利夫（Dickie Greenleaf）和天才雷普利（Mr. Ripley）[1]、參孫（Samson）和大利拉

---

1 出自小說《天才雷普利》（*Talented Mr. Ripley*）：窮困潦倒的湯姆·雷普利喬裝成普林斯頓大學的學生，受聘到義大利把有錢的花花公子迪基·格林利夫勸回家，他很快融入迪基的優裕生活裡。後來迪基開始對湯姆感到厭煩，迪基的父親也對湯姆沒有達成任務感到不滿意。湯姆便害死迪基，僞造文書，企圖取代迪基的身分，像他以前一樣到處揮霍。

（Delilah）[2]、瑞佛城（River City）和哈洛德・希爾（Harold Hill）[3]、翠比（Trilby）和斯文加利（Svengali）[4]、諾曼・梅勒（Norman Mailer）[5]和傑克・亨利・艾伯特（Jack Henry Abbott）[6]、亞歷珊卓皇后（Empress Alexandra）以及「聖人」拉斯普欽（Rasputin）[7]。而我們多少都有跟這種人交手的經驗，交手時總是會讓我們不寒而慄。而這也就是說，如果我們跟這種人只有小衝突，還算運氣好。萬一運氣不好，被沒有良心的人魅力所惑，受到極大的傷害，就會一輩子活在揮之不去的恐怖記憶裡。

此外，反社會人格者對我們的認識，比我們對他們的認識更清楚。我們很難發現一個人有沒有良心，但沒有良心的人立刻就能夠認出一個人是不是很正派、很容易相信別人。史基普就算還是小孩子的時候，就知道可以叫誰幫他弄煙火。而成年以後，他馬上就發現茱麗葉可以跟他共度幾十年，但永遠都不會懷疑他多采多姿的活動是不是有可疑之處。多琳早就看穿艾薇很好騙，而且也很清楚潔姬・魯賓斯坦是一個很關心別人的人，會是很可靠的人，也會承擔多於她應該承擔的責任。

當反社會人格者把一個人視爲一顆好棋子時，就會著手研究這個人，就會努力研究能夠怎麼操縱這個人、利用這個人，以及爲了達成這個目的，應該怎麼灌這個人迷湯、怎麼把這個人迷得團團轉。此外，他們也知道如何用「宣稱她和受害者在某方面很相像」這招來拉近關係。受害者就算在脫身之後，通常都還記得反社會人格者打動他們的話，諸如「你知道嗎，我覺得我和你很像」、「我很清楚你就是我的靈魂伴侶」。他們後來回想，會覺得這些話實在很侮辱人。儘管這些話壓根就不正確，但這些話還是經常縈繞在他們的心頭。

而且，他們有一種神奇的本領，能夠探測到誰無法抵抗性挑逗，反社會人格者很常

---

2 參孫是舊約聖經裡的猶太英雄。他跟大利拉墜入愛河，不料大利拉被非利士人（Philistines）收買，她發現參孫的力量來自於未曾修剪的頭髮，所以她趁參孫熟睡時偷偷剪掉他的頭髮，因此參孫的力量枯竭，非利士人終於擄獲了他。

3 引自歌舞劇電影《歡樂音樂妙無窮》（*The Music Man*），講述哈洛德．希爾是個狡猾的樂器商人，為了能高價賣出樂器與樂團制服，喬裝成音樂教授來到小鎮瑞佛城，哈洛德以純熟的說謊技巧使小鎮居民紛紛相信他的謊言。

4 英國小說家杜莫里哀（George du Maurier）所著小說《翠比》（*Trilby*）中，一個用催眠術控制女主人公使其惟命是從的音樂家。

5 美國小說家。擅長把小說創作的強烈主觀性，和豐富想像力運用於描寫眞人眞事的報導文學中。

6 一名罪犯，他讓諾曼．梅勒相信他才華洋溢，還為他創作小說。

7 俄羅斯人，原為無業遊民，後成為僧侶，他以各種手段招搖撞騙。當時俄國皇帝尼古拉二世、亞歷珊卓皇后篤信神祕主義，喜好招待「神僧」、「聖童」舉行降靈儀式。由於皇儲阿列克謝患有血友病，所以一些皇族成員和沙皇寵臣在舉薦拉斯普欽來為太子治病。拉斯普欽擅長催眠術，大得皇后信任，被譽為「聖人」，受到貴族婦女崇拜，在聖彼得堡縱酒宣淫，無法無天。

用的另一個招數就是色誘[8]。對大多數人來說，性關係不免會牽涉到感情，就算只是露水姻緣。而冷酷無情而又沒有良心的人，就會利用這種情感連結來得到他們想要得到的東西——忠誠、金錢資助、資訊、「贏」的感覺，或是用短暫的情感關係來維持僞裝。這很容易就能辨識出來，我們能夠在文學和歷史裡一再地看到。但我們很難判斷這一招到底給了反社會人格者多少力量主宰一個人，或是一群人，或是一間機構。只要有一、兩個正常人，拜倒在迷人卻危險的反社會人格者石榴裙下，反社會人格者就能夠在組織裡躲一輩子也不會被人發現。比方說，多琳色誘兩個人換來推薦信，她就能夠冒充心理學家。而當潔姬試圖把多琳的反社會行爲抖出來時，第三個人，也就是該單位的主任，或許是因爲也跟多琳有一腿，就把這件事情壓下來，而這個很會使美人計的「心理醫生」就在這家醫院裡多待了六年。

但性誘惑只是遊戲的一個面向。我們也被反社會人格者的演技騙得團團轉。因爲其人生的鷹架就是欺騙與假象，聰明的反社會人格者通常都很會演戲，甚至很會玩專業演員常玩的那幾個花招。但很矛盾的是，反社會人格者的第二天性是能夠隨心所欲地公開表達情感——表面上對另一個人的問題表現出強烈興趣，或是表現得很熱心，或是表現得很愛國，或是表現得很有正義感，或是因爲謙虛而臉紅，或是因爲難過而哭紅了眼。能夠隨心所欲地流下虛情假意的眼淚，成了反社會人格者的註冊商標。多琳很有把握艾薇會看到她滴下的眼淚，而且會被打動，所以多琳也爲了丹尼斯滴了幾滴假慈悲的眼淚，而且毫無疑問地，當她養的小狗罹患某種可怕而且痛苦的疾病「逼」得她不得不把小狗安樂死時，她又在艾薇面前哭得聲淚俱下。

反社會人格者的眞面目曝光時，他們就更有可能流出眼淚。一個就要被逼到絕境的反社會人格者，會一下子變得淚眼汪汪、可憐兮兮，沒有哪個有良心的人能夠狠得下心繼續施壓。或是變得剛好相反：有時候，被逼到絕境的反社會人格者就會故意裝出「出於正義感的義憤或是憤怒」，嚇退指控他們的人，就像醫院終於要把多琳趕出去的時候，多琳對醫院領導人所做的那樣。

反社會人格者是天生的演員，他們能夠充分利用社會和專業角色，這些角色是現成的絕佳面具，我們都不喜歡探究面具背後的眞面目。角色有助於我們組織這個複雜的社會，對我們極爲重要。如果看到可疑的行爲，我們或許會質疑某個叫多琳．利特菲爾德的「人」，但我們不太可能會質疑某個叫多琳．利特菲爾德「醫生」的人，不管她的行爲有多異常。我們認同醫生這個頭銜，這個頭銜的意義很清楚，而且也很正面，因此對

8 參見羅賓斯（L. Robins）所著的《長大後的偏差兒童：反社會人格的社會學與精神病學研究》（*Deviant Children Grown Up: A Sociological and Psychiatric Study of Sociopathic Personality*）。

某個自稱是醫生的人就不會想太多。某種程度來說，這個道理也適用於擁有（不管是合法或非法擁有）領導階層、商業界、有組織的宗教、教育界或是親職等等角色和頭銜。在教堂執事、市政委員、高中校長或是商界奇才如史基普之流周圍的人，很少會懷疑這種人的行爲。我們會相信他們的承諾，因爲我們認定這類人擁有這個角色應有的正直。同理，我們幾乎從來都不會質疑鄰居如何執行他們的親職，就算我們有時候會擔心他們的小孩有沒有受到家暴，但我們的邏輯通常只會認「他是孩子的父親」這一點。

此外，當一個人表現得很仁慈、很有創造力或是很有洞察力時，我們就不會去關注這個人的實際作爲。比方說，我們就不會對宣稱自己很喜歡動物的人起疑心，會對那些自稱藝術家或是知識分子的人格外寬容，部分是因爲我們會把超出常軌的行爲當作是我們這些普通人永遠無法了解的怪僻。一般而言，我們對這類族群的看法都很正面，但也因爲如此，反社會人格者就更愛模仿這些人。

更糟糕的是，我們對表面上很會鼓舞人心、很親民愛民的領導人的尊敬很可能被濫用——已經被濫用很多次了——進而造成難以收拾的後果。尤其是宣稱他肩負神聖使命的領導人，我們通常會把這個角色的諸多特質投射在這個人身上——就像我們對醫生、牧師、父母所做的那樣——於是我們就會追隨這個人。《族群緊張國際期刊》（*International Journal of Group Tensions*）創辦人兼總編輯班雅明・沃爾曼（**Benjamin**

Wolman）曾經寫道，「當侵略型反社會人格者取得能夠近乎催眠般控制一大群人的權力時，人類的惡行常常就會增加。歷史上充斥了酋長、先知、救星、獨裁者以及其他的反社會人格自大狂設法得到支持……並且煽動民眾起來暴動。」[9] 當這個「救星」想要誘使一大群正常人來達成他的目的時，會先把他們這群人說成有志於拯救全人類於水火的大好人，接著會堅決主張他們只要遵照他個人設定的侵略計畫，就能夠達成目的。

很令人困惑，而且也很諷刺的是，良心可能會被蒙蔽，因爲反社會人格者會利用很多凝聚社會所需的、相當積極正面的工具當作武器來對付我們，這些工具包括了移情作用的情緒（empathic emotions）、性聯繫（sexual bonds）、社會和專業角色、我們對值得同情和創作者的看法、我們想要讓這個世界變得更美好的欲望等等。而會做出駭人聽聞之事的人，看起來都不像會做出這些事情。這個世界並不存在「邪惡臉孔」（face of evil）。如果把海珊身上所有的恐怖指涉全都去除的話，其實他的相貌看起來相當慈祥，而且有很多記述表示他的笑容相當燦爛、相當親切。希特勒的臉，要不是已經因爲他所造成的暴行而變成邪惡象徵，大家或許會認爲他的臉相當滑稽，他那傻乎乎的表情

9 參見沃爾曼所著的《反社會行爲：從敵意到殺人的人格疾患》(*Antisocial Behavior: Personality Disorders From Hostility to Homicide*)。

看起來很像卓別林（Chaplin）。麗茲．波頓（Lizzy Borden）[10]看起來就像麻州秋河（Fall River）地區那些維多利亞時期，會用帶子把腰束得緊緊的淑女。潘蜜拉．斯瑪特（Pamela Smart）[11]長得很漂亮。泰德．邦迪（Ted Bundy）[12]長得十分俊美，他被關在死囚行刑前的監房裡的時候，還有女人跟他求婚呢。而對每一個像查爾斯．曼森（Charles Manson）[13]那樣擁有迷人眼神的殺人狂來說，永遠都能夠找到像約翰．李．馬爾沃（John Lee Malvo）[14]這般天真的追隨者。

不管是出於有意或是無意，我們常會用長相來判斷一個人的性格好壞，但就像用一本書的封面來判斷內容好壞，不管在任何情況下通常都會踢到鐵板。在眞實世界裡，壞人長得都不像壞人。看起來都不像狼人或是漢尼拔．萊克特（Hannibal Lecter）[15]，或是坐在搖椅上瞪著屍體的安東尼．柏金斯（Tony Perkins）[16]。相反地，他們長得就跟你我一樣。

煤氣燈下

被反社會人格者當作目標是很恐怖的經驗，就算該名反社會人格者並不是暴力型的。一九四四年，喬治・庫克（George Cukor）[17]執導一部名爲《煤氣燈下》（*Gaslight*）的電影，女主角是一位年輕貌美的女人，由英格麗・褒曼（Ingrid Bergman）[18]飾演，她遭人設計讓她以爲自己就要發瘋了。她恐懼自己將要喪失心智，而這一切都是查爾

---

10 一八九二年美國麻州的秋河地區發生一宗十分著名的殺人懸案，富有的英籍商人安德魯・波頓（Andrew Borden）和第二任太太阿比杜妃（Abby Durfee Borden）死於寓所內。他們被人用斧頭擊斃。波頓的女兒麗茲是最可疑的嫌犯，但一直沒有找到確切的證據證明。審訊結束後不久，麗茲得到一份遺產，相當於現在的五百萬美元。她利用這筆錢買了間大房子，從此低調地過活，直到死於一九二七年。但至今人們沒有停止談論她，針對她的言論亦從未休止過。

11 美國一個著名的女殺人犯，她誘使年輕的男友謀殺她的丈夫。

12 美國著名的連續殺人魔，被控犯下五十幾件謀殺案。

13 美國著名的殺人狂，他指使一群年輕人犯下數十起謀殺案，還讓他們信仰他創立的「邪教」。

14 十七歲的殺人犯，他與一名退伍老兵約翰・艾倫・穆罕默德（John Allen Muhammad）聯手在馬里蘭州、維吉尼亞州和華府等地一連擊斃了十餘人。

15 著名的電影暨小說《沉默的羔羊》（*The Silence of the Lambs*）裡的男主角，一名食人魔醫生。

16 希區考克著名恐怖電影《驚魂記》的男主角諾曼・貝茲（Norman Bates），一個變態殺人狂。

17 美國知名電影大師，執導過許多經典名片，包括《驚魂記》、《窈窕淑女》（*My Fair Lady*）、《費城故事》（*The Philadelphia Story*）。

18 一九四〇年代美國最受歡迎的電影女演員之一。是瑞典、法國、德國、義大利和英國影壇上一位知名的國際明星，拍過許多膾炙人口的電影，當中最受歡迎的就是《北非諜影》（*Casablanca*）。

斯．鮑育（Charles Boyer）[19]依照計畫一步步把她害到這個地步。查爾斯．鮑育飾演她邪惡但迷人的新婚丈夫，鮑育和褒曼住在一間大到讓人覺得很害怕的房子裡，她的姑媽多年前在這棟房子裡被人神祕地謀殺了。鮑育除了動了其他許多見不得人的手腳之外，他還讓褒曼在他外出的時候聽見閣樓上有聲響，而煤氣燈則會一下明一下暗的。當然，沒有人相信褒曼說的話，沒有人相信閣樓上有聲響，或是煤氣燈有問題，以及其他許多怪事，而她後來也開始懷疑自己是不是有毛病，這就是英文成語「被置於煤氣燈下」（to be gaslighted）的來由。鮑育沒有使用暴力。他從來都沒有打過褒曼。但他的所作所為卻更邪惡——他讓她對自己的認知失去信心。

只要起了疑心，只要設法跟別人解釋，有人被某個反社會人格者當作目標，那麼他就是「被置於煤氣燈下」。潔姬．魯賓斯坦就是一個很好的例子，當她跟多琳．利特菲爾德就其所犯下的惡行對質之後，就打電話給一個朋友尋求支持，因爲她覺得自己將要喪失心智。而當她設法把她對多琳的發現講給單位主管聽時，對方客氣但也清楚地呼應了多琳的暗示：潔姬跟她那個有妄想症的病人混到有點不正常了。

在潔姬指控多琳對一個毫無招架之力的病人做出邪惡行爲時，我們很自然會想到一個問題，「爲什麼多琳這樣的人要做出如此令人髮指的事情？」這是一個其他人總是會問的問題（不管是公然地或是暗示性地問），這是一個令人相當疑惑、令人無法回答的問題，這是對反社會人格者起疑的人，最後不免會問的問題，但我們只會發現，找不到半個聽起來很合理的解釋。而就像「煤氣燈下」裡面那個天眞的新嫁娘，她也會對自己的認知能力失去信心，不管是失去部分或是全部的信心。想當然耳，她將來肯定會猶豫該不該再跟別人講這件事，因爲試著把反社會人格者的惡行抖出來，會讓別人懷疑她個人的可信度，或許還會懷疑她的精神狀態是否正常。不管是我們自己或是別人的懷疑，都很令我們痛苦，而且也都能夠讓我們乖乖把嘴巴閉上。多年來，我遇過好幾百個被反社會人格者當作目標的病人，我發現當某個組織，或是某個社群裡的人，在他們眞面目終於曝光之前就已經有不少人懷疑過這個人，這種情況並不罕見，但他們每個受害者都是各自無關的，但他們每個人都保持沉默。都覺得自己「被置於煤氣燈下」，因此就把自己那聽起來很瘋狂的祕密埋藏在心底。

「爲什麼像他這樣的人要做出如此令人髮指的事情呢？」我們時常自問。至於「像他這樣的人」指的是看起來很正常的人、看起來跟我們沒兩樣的人、有其專業角色的人、很愛動物的人、爲人父爲人母或是爲人夫爲人妻的人，或是某個曾經和我們共進美

---

19 一九三〇年代法國享譽國際的著名演員，拍過許多廣爲人知的電影，最受歡迎的一部是《金玉盟》（*Love Affair*）。

好晚餐的迷人傢伙。而至於「如此令人髮指的事情」，指的是難以理解、稀奇古怪的惡行，因爲我們無法——基於我們個人的情感和正常的動機——在一開始的時候就無法解釋爲什麼有人想要做這種事情。爲什麼像史基普這樣既聰明又英俊、家世又好的男孩會想要屠殺小動物？而到了他成年以後，明明都已經飛黃騰達的史基普，已經娶了億萬富翁掌上明珠的史基普，爲什麼會冒著名聲掃地的風險把一個員工的手臂折斷？爲什麼利特菲爾德醫生這個心理學家，兼世上最好心的人會突然發動殘酷的心理攻勢攻擊一個就快痊癒的病人，而且還是一個VIP病人？爲什麼以她這樣一位已經很有成就的專業人士，在明知道眞相終究會水落石出的情況下，還要撒一個毫無意義、完全是憑空捏造的謊，嚇唬年輕的實習醫生？

這些是我們發現反社會人格者惡行後會自問的問題，而在絕大多數的情況下，我們無法得出合理的答案。我們就算想破頭也想不出「理由何在」。沒有哪個答案聽起來可信，因此我們覺得其中必有誤會，我們的觀察或許太誇大了。我們會這麼想，是因爲受良心約束跟不受良心約束的心智有天壤之別，而反社會人格者想要的東西，激勵反社會人格者的東西，完全超乎我們的知識與經驗以外。爲了故意傷害一個心理有病的病人（像多琳所做的那樣），或是折斷一個人的手臂（像史基普所做的那樣），我們大多數人必須受到對方嚴重威脅，或是必須先籠罩在強烈情緒（例如狂怒）的影響下才可能做到。正常人是沒有辦法光是爲了好玩，就冷靜地犯下這種惡行。

反社會人格者，也就是沒有建立「我們對其他人情感依附上的義務感」的人，通常會把一生花在人際遊戲上，花在「贏」上，花在爲控制而控制上。而我們其他人，我們這些有良心的人，或許在概念上能夠理解這類詭計，但當我們在現實生活裡親眼見識到的時候，因爲我們對這些事情實在太陌生了，所以我們通常無法「看清」這些事情的全貌。許多沒有良心的人之所以會做出自毀行爲僅僅是爲了好玩。郵票男爲了享受欣賞幾名郵務人員、警官急忙趕來處理爆炸案時的快感（每隔幾年），就把下半輩子全都花在牢裡。多琳就只是爲了稍稍危害她的同事，甚至願意賠上事業。我們實在無法理解他們這些人的行爲，我們甚至無法相信有人會做出這種行爲。所以一開始的時候，我們會先懷疑自己的現實感（sense of reality）是不是有問題。

而且我們通常都很會自我懷疑。舉一個例子來說明，一個名叫芭芭拉．葛拉翰（Barbara Graham）的職業罪犯，大眾對她議論紛紛，甚至到她死後三十年都還沒有平息。一九五五年，三十二歲的葛拉翰因爲參與一起特別殘酷的謀殺案——謀殺名叫梅寶．莫那漢（Mabel Monahan）的年老寡婦——而被送到聖昆丁監獄（San Quentin）處死。莫那漢老太太就跟《煤氣燈下》裡面英格麗．褒曼被殺死的姑媽一樣，外面都有謠言說她們在房子裡藏了很多珠寶。葛拉翰和三名同夥闖進她的房子，他們四處找珠寶但一無所獲，因此葛拉翰（媒體給她取了一個「血腥寶貝」的綽號）一氣之下就用手槍柄打這名年老的寡婦，幾乎打掉她的臉，接著再拿枕頭蓋在她的頭上把她活活悶死。

根據她行刑前的紀錄來看，血腥寶貝的遺言是：「好人總是很確定他們一定是對的。」她平靜地說出這句話，幾乎令人一掬同情之淚，這句話講得很好，這就是一種「把人置於煤氣燈下」的管用技巧。她的遺言讓很多人開始懷疑自己對於葛拉翰其人的現實感，大眾的注意力重新聚焦在她是生養了三名幼兒、長得很迷人的媽媽上，而不是聚焦在她的惡行上。在她死後，她變成大家辯論的主題，就算到了今日，就算有堆積如山的鐵證，還是有人堅信葛拉翰是無辜的。社會大眾對芭芭拉．葛拉翰事件的自我懷疑孕育出兩部影片，這兩部影片的片名都叫《我要活下去》（*I Want to Live!*）。前一部片子由蘇珊．海華（Susan Hayword）主演，她在這部電影裡的精采表現讓她獲得了一座奧斯卡金像獎，而一九八三年重拍的電視版由林賽．華格納（Lindsay Wagner）主演。在這兩個版本裡，葛拉翰這個殘酷成性的謀殺犯都被描繪成一個遭人陷害、有很多冤屈的女人。

芭芭拉．葛拉翰的遺言——「好人總是很確定他們一定是對的」——有《煤氣燈下》的效果，因爲眞相正好與其相反。事實上，好人最顯著的一個特徵就是，從來都沒辦法完全確定自己是不是正確。好人會一直質問、反思自己，而且他們的決定和行動都會受到「根源於對其他人情感依附的義務感」嚴格監督。會一直自我懷疑的良心很少會承認有「絕對確定」（absolute certainty）這件事情，就算承認，我們也會覺得「確定」很靠不住，擔心「確定」會哄騙我們不義地懲罰某個人，或是做出沒有良心的行爲。就算「確定」是合法的，但我們寧可說「超越合理的懷疑」（beyond a reasonable doubt）[20]，而不是百分之百的確定。最後，芭芭拉．葛拉翰對我們的認識，比我們對她的認識來得更透徹，她的遺言讓受良心約束的人心裡起了很大的波瀾——因爲他們都很怕自己所做的決定建立在太多「確定」上。

更讓我們不安的是，我們太多數人都很清楚，善惡之間有太多灰色地帶，並不是那麼截然二分的。我們都很清楚沒有人是百分之百的好人，因此我們就假設沒有人是百分之百的壞人。或許，從哲學上來說——當然還有從神學上來說——這一點是正確的。畢竟，在猶太基督教（Judeo-Cristian）的傳統裡，魔鬼就是墮落的天使[21]。或許這個世界

---

20 這是美國刑法中一個非常重要的舉證標準，也可以譯成「排除合理的懷疑」，意思是說檢控方要竭力消除陪審團的合理懷疑，使他們確信被告是有罪的。

21 據說魔鬼（也就是撒旦）就是墜落後的大天使路西法（Lucifer）。路西法是本質與能力最接近神，也是神首度造出來的天使之一，其職務在於試探一切思想體對於神的忠誠。而他於神之子耶穌於天堂誕生時，因爲不肯跪拜而被判爲逆天者，其名號也被奪取，更引發了著名的天使之戰。後因戰敗被打落地獄，成了墮天使之首，地獄七君王之一，自稱魔名「撒旦」。

上並沒有絕對的好人，也沒有絕對的壞人。然而，用心理學的話來說，這個世界上肯定有人擁有「建立在情感依附上的約束感」，但也肯定有人沒有具備這種約束感。而無法認識到這一點，就會讓世上所有有良心的人，都處於危險之中。

如何拿掉蒙蔽良心的眼罩？

我女兒五年級那一班曾去校外教學，我是其中一個隨行伴護。我們去看一齣叫做《通往自由的列車》（*Freedom Train*）的戲，這齣戲是在講海麗特・塔布曼（**Harriet Tubman**）[22]和「地下鐵道」（Underground Railroad）。我們搭巴士回學校，巴士裡鬧哄哄的，有個男孩在找另一個男孩的麻煩，他一直打那個男孩，還扯他的頭髮。旁人跟我說被打的那個男孩發育遲緩，沒有朋友，也不知道怎麼保護他自己。而就在大人出手介入之前，坐在這兩個男孩後面的小女孩拍了拍正在欺負人的男孩肩膀說，「你這樣做太可惡了。給我住手。」這個認出反社會行爲，而且公然反對這個行爲的人是個十歲大的孩子，她的身高只有四呎高。而被她斥責的男孩對她吐了吐舌頭，然後就換了座位，跑去跟他一個朋友坐。她看著他走掉，接著平靜地跟坐她隔壁的女孩繼續玩猜拳遊戲。

我們在成長階段到底出了什麼事情？爲什麼成年人不再跟恃強凌弱的惡霸說：「給

我住手。」這些長大成人的惡霸力量更強大了，但我們也是啊。這名健全的小女孩到了三十歲而且也長高一呎半的時候，還會表現出這樣一種有尊嚴、有自信的行爲？她會變成另一個「海麗特．塔布曼」嗎？不幸的是，考慮到我們現在撫養小孩的方式，這種可能性很渺茫。

我們在撫養小孩（特別是女孩）的時候，會教他們不要理會自己的自發性反應（spontaneous reactions）——教他們不要找社會的麻煩，免得被大家討厭[23]。如果小孩

---

22 一個馬里蘭州的逃跑奴隸，後來被譽爲「奴隸的摩西」。她冒著極大的風險，在短短十年內，幫助數以百計的奴隸透過「地下鐵道」計畫奔向自由。所謂的地下鐵道是由那些散布各處的安全居所所建構而成的祕密網狀系統，逃亡的奴隸可在前往北方的旅程中，在這些居所內暫作停留。稍後，她更成爲廢奴運動的領導人，並於內戰時身任南卡羅萊納州內聯邦軍隊的間諜和護士。

23 參見考克斯、史泰伯和布魯克納合著的《女人的憤怒：臨床與發展論》（*Women's Anger: Clinical and Developmental Perspectives*），以及布朗所著的《大聲說出來：女孩憤怒的政治學》（*Raising Their Voices: The Politics of Girls' Anger*）和〈教導反抗之道：鼓勵女孩表達強烈的情感和批判的聲音〉（Educating the Resistance: Encouraging Girls' Strong Feelings and Critical Voices），以及吉利根（C. Gilligan）發表在《女性與治療》（*Women and Therapy*）上的〈女性心理發展：心理治療的意涵〉（Women's Psychological Development: Implications for Psychotherapy），以及布瑞迪（L. Brady）發表在《人格期刊》（*Journal of Personality*）上的〈情感發展的性別差異：理論和研究的一個評論〉（Gender Differences in Emotional Development: A Review of Theories and Research）。

子的自發性反應是用拳頭，或是話語去攻擊別人，或是在人家的店裡偷取他們很喜歡的物品，或是在超市裡侮辱素不相識的人，那麼教他們不要找社會的麻煩是正確而且必要。但有一種自發性反應，同樣也被這個渴望避免衝突的社會壓抑下來，就是「住手！」的反應，這種反應是天生的，這種反應就是道德上的義憤。到了她三十歲的時候，這個勇敢的小女孩或許已經在行為上，或是在腦海裡練習過很多遍「住手！」當某人的行為太可惡的時候，她通常會做出這樣的反應，但她的反應可能會讓其他人感到不自在。

在性別心理學家黛博拉・考克斯（Deborah Cox）、莎莉・史泰伯（Sally Stabb）和凱琳・布魯克納（Karin Bruckner）合著的《女人的憤怒：臨床與發展論》（*Women's Anger: Clinical and Developmental Perspectives*）裡提出充分的證據，說明女孩和女人認知這個社會對她們發怒的種種反應方式。其中寫道，「她們（女孩和女人）所描述的互動大多包含了排斥她們的憤怒，或是排斥她們，或是連她們和她們的憤怒都一起排斥。這裡說的排斥指的是，用批評或是防衛性反應直接攻擊她們，或是消極地排斥她們，像是不關心或是不在乎她們的感受。」而教育學家琳・米蓋兒・布朗（Lyn Mikel Brown）基於她對青春期少女所做的研究，認為目前崇尚的理想女性特質（idealized femininity）鼓勵女性「保持沉默，而非直言不諱」的情況很危險。

爲了把蒙蔽第七感的眼罩拿掉，必須從我們的小孩教起。一部分健全的良心就能夠對抗完全沒有良心。教導自己的女兒，不管是明白清楚地，或是半推半就地教她，必須忽視自己的憤怒，必須對別人很親切，或是不要挺身保護自己或是其他人，不管爲了什麼理由都不能找別人的麻煩，並不是在增強她的利社會感（prosocial sense），而是在破壞她的利社會感——因爲她首先就不會保護她自己。考克斯、史泰伯和布魯克納強調，「我們規定女人必須壓抑對其他人的憤怒，而這剝奪了女人發展成獨立自主個體的機會。」相反地——誠如琳・米蓋兒・布朗所言——我們必須告訴她們：「就算是處在最壓迫人的環境底下，你也可以拒絕，你也可以反抗。」不要把她置於煤氣燈下，當她發現一個眞的很可惡的人，正在做很可惡的事情時，就要跟她說她是對的，把這件事情大聲說出來沒有關係。潔姬・魯賓斯坦選擇相信她的病人丹尼斯，而不是相信她危險的同事多琳・利特菲爾德。這是一個好選擇，也是一個出於道德的選擇。她大聲說：「你這樣做太可惡了。給我住手。」雖然她說出來之後，會被身邊沒那麼敏銳的人視爲麻煩製造者。

至於男孩子，傑出的兒童心理學家丹・金德倫（Dan Kindlon）和麥可・湯普森（Michael Thompson）表達了他們對「脆弱的父親經常採取由來已久的防禦反應，來維持『父親什麼都懂』的假象」的關切[24]。父母（尤其是父親）通常會教他們的兒子，不管發生了什麼事情都要服從權威，但因爲文化環境和政治環境有可能會出問題，父母如此教導卻可能害子女斷送性命。我們可以理解父母爲什麼想要教導子女尊重合法權威，我們也知道尊重合法權威對社會的運作很重要。但訓練小孩不問任何問題，反射性地服從權威，簡直就是白花力氣。服從權威對大多數沒有受過訓練的人來說，都是很自然的反射作用，而如果我們的兒女身上的這種反射作用很靈敏，那麼他們長大以後，或許對有侵略企圖、有反社會人格的「權威」就一點抵抗力也沒有。服從更高的價値（諸如愛國主義和職責），有可能會在不知不覺間變成傷害一個人的動機。反射性的服從，在一個人能夠懷疑自己是否能夠成爲自己，或是國家的最佳權威之前，在能夠問出諸如「我和我的同胞，眞的想爲了這個外在『權威』的個人利益拋頭顱、灑熱血嗎？」的問題之前，就已經被害死了。

儘管如此，我依然認爲，改變幾千年來教養子女方式的時機或許到了。過去，爲了生存，人類需要教導他們的兒女，不要破壞好不容易想出來的計畫，不要質疑既定的事情，不要違反規定。生活很辛苦，而挑戰權威的小孩很容易翹辮子。因此，一直到近幾百年來，我們都還是教小孩要壓抑正義感、義憤，我們還教小孩要服從權威，如果他們質疑權威，生命就會受到威脅。我們把小孩教養成這樣的人，一代又一代，然後就在自己沒有意識到的情況下，任憑反社會權威的宰割。但現在，我們大多數人都生活在已開發的世界裡，生存不再是問題，我們可以住手了，我們可以讓我們的小孩質疑事情了。這樣當他們長大以後，他們就不會懷疑自己的想法對不對，他們就敢瞪著也已經長大成人的惡霸說：「你這樣做太可惡了。給我住手。」

但這些已經長大成人的人，我們這些已經花了好幾十年來壓抑自己本能的人呢？我們如何能夠避免「被置於煤氣燈下」？我們又如何能夠辨識我們周圍的人有沒有良心？這是一個很有趣的問題，而答案則會出乎我們的意料之外。

---

24 參見金德倫和湯普森所著的《該隱的封印：揭開男孩世界的殘忍文化》(*Raising Cain: Protecting the Emotional Life of Boys*)。

第六章

如何辨識沒有良心的人？

在沙漠裡，一個老僧侶曾經勸告一名旅人：上帝的聲音和魔鬼的聲音幾乎沒辦法分辨。

——羅倫・艾斯利（Loren Eiseley）[1]

在執業生涯裡，我最常被人問到的是，「要如何分辨什麼人可以信任？」因為我的病人多半是遭受過心理創傷的倖存者，都曾經被其他人狠狠傷害過，所以他們會關心這個問題也不足為奇。另一方面，我覺得這個議題對大多數人來說都很緊迫，就算對那些不曾遭受過嚴重心理創傷的人來說也是，我們全都得想辦法評估別人身上有多少良心，或是有沒有良心。我們特別關心親近的人身上到底有多少良心，我們剛認識一個很吸引我們的朋友時，通常會投注很多心力來猜疑他，來評估他，來思索這個問題。

不值得信任的人不會穿著特別的襯衫，額頭上也沒有做記號，但我們必須做出很多跟別人有關的決定。因為這些決定基本上都是建立在猜測上，而這逼得我們不得不採取許多很不理性的辦法，這些辦法很有可能會變成我們一輩子都深信不疑的迷信，例如「不要信任任何一個年過三十歲的人」、「千萬不要信任男人」、「千萬不要信任女人」、「千萬不要相信任何人」等等，都是最常見的例子。我們需要一條清楚、甚至能放諸四海皆準的規則，因為「知道什麼人得提防」對我們來說實在太重要，但涵蓋範圍太過廣泛的辦法起不了作用，更糟糕的是，這些辦法很容易讓我們感到焦慮、痛苦。

除了「日久見人心」這個辦法，沒有連笨蛋也能馬上搞懂的決策規則，或是立見分曉的檢驗辦法，能幫我們辨識一個人能不能信任。雖然這個事實或許會讓人感到害怕不安，但對這件事情很不確定是人類境況（human condition）的一部分。談到信任別人，我們全都會犯錯。

我曾經說過，有人會問我信任方面的問題，而我的答案是有好消息也有壞消息。壞消息是眞的有人完全沒有良心，而且這些人一點都不能信任。但一百個人當中平均來說只有四個人沒有良心，這個壞消息壞也就壞到這個地步而已。而好消息是——這個消息眞的很好——一百個人當中有九十六個人都受良心約束，我們可以信任這些人，因爲他們都會依據許許多多的規矩和責任來行事。我個人認爲，第二個事實比第一個重要。這意味著因爲有這麼一套利社會的（prosocial）行爲準則，這個世界上人與人之間的關係差不多有九六％是安全的。

既然如此，爲什麼這個世界看起來是如此地不安全？我們如何解釋在晚間新聞裡看到的新聞，或甚至是發生在我們自己身上的恐怖經驗？這個世界到底是怎麼了？我們能夠說只有四％的人口需要爲發生在這個世界上，以及我們身上的所有人爲災難負責嗎？這是一個很有意思的問題，我們可以用這個問題檢視對人類社會的眾多假設。因此，我得再說一遍，良心是很強的，是持久不懈的，是有利社會的。除非是處在精神錯亂的情況下，或是極端憤怒的情況下，或是受到剝削欺負的情況下，或是嗑藥的情況下，或是

1 美國著名的人類學家、教育家、作家，他的主要研究目標是測定更新化石年代及冰期動物絕種年代。

服從毀滅性權威的情況下，要不然一個受良心約束的人是不會（某種程度上也可以說是無法）殘忍地殺掉一個人，或是強暴一個人，或是折磨一個人，或是竊取一個人一輩子的積蓄，或是欺騙一個人的感情，或是任意地拋棄親生子女。當我們看到有人做出這類事情的時候，不管是在電視上看到的，或是在我們生活裡看到的，我們不禁要問他們到底是什麼樣的人？有時候，他們就是精神錯亂，或是處於某種激烈情緒的壓力之下，但這種情況很罕見。有時候，他們就是權益被剝奪的弱勢團體，或是濫用藥物的人，或是追隨邪惡領袖的人。但最常見的都不是上述的那種人。更確切地說，最常見的情況是就是沒有良心的人，他們是反社會人格者。

當然，我們在報紙上讀到被歸類爲「人性使然」，令人難以想像、令人髮指的作爲——這些作爲令我們這些正常人感到很震驚——一點也無法反映正常的人類天性，如果我們以爲這就反映了人類的天性，那麼我們就是在侮辱自己，就是認爲自己是道德敗壞的。人性雖然稱不上完美，但卻是被「人際聯繫」統治的，而我們在電視上看到的恐怖惡行，或是我們有時候得在生活裡忍受的行爲，反映的並不是典型的人性。相反地，這些行爲是出自跟我們的天性完全不同的東西，是由於冷酷無情和毫無良心造成的。

我想，很多人都很難接受這一點。我們很難接受有些人天生就是沒有羞恥心，但其他人卻有。部分原因是出在一個我稱爲人性的「陰影理論」（shadow theory）上。這個概念很簡單，或許也很正確。這個概念是說，我們每個人都有「陰暗面」，而從平常的行爲裡不見得看得出來。換句話說，在某些情況下（雖然很難想像到底是什麼情況），任何人都有可能成爲死亡集中營的指揮官。諷刺的是，心地善良的好人通常最願意支持這個理論，把這個理論推到最極端，會認爲自己在某種異乎尋常的情況下也有可能會變成殺人狂。認爲每個人都有陰暗面，比認爲有些人這輩子都沒有良心，感覺起來比較平等，也比較不會被人非難，也比較不會令人憂心忡忡。承認有些人的確沒有良心，跟承認有些人很邪惡，從技術上來說並不完全相同，但也很接近了。而好人都很不願意相信有人會是邪惡的化身。

當然，雖然並不是每個人都能當上集中營指揮官，但很多人，就算不是大多數人，都有可能會漠視這種人所做的惡行，原因出在心理否認、道德排他以及盲目服從權威上。曾經有人問愛因斯坦，爲什麼我們會覺得自己居住的世界很不安全，他答道，「這個世界之所以危險，並不是因爲有人行惡，是因爲有人對惡行視若無睹、漠然以對。」

要制止沒有良心的人，就得先辨認出他們。因此，我們在日常生活裡要如何在大約二十五個人當中，辨識出一個沒有良心、有可能會危害我們財力和福祉的人？我們通常得認識一個人很久以後，才有辦法決定這個人是否値得信任，而如果要辨識一個人是不是反社會人格者，我們就得花更久時間，因爲反社會人格者的額頭上沒有做記號。這個很折磨人的兩難困境，就是人類境況的一部分。但就算這個問題很熟悉，但還是很緊迫，「我要如何分辨什麼人可以信任？」或更精確地說，要如何分辨什麼人不能夠信任。

我聽病人訴說反社會人格者如何侵入、毀掉他們生活的故事，已經聽了快二十五年了，而當我被問到「我要如何分辨什麼人可以信任」時，我說出來的答案經常讓他們大吃一驚。他們很自然地期待我描述這些人隱隱透露出來的、感覺很邪惡的行爲細節、肢體語言或是嚴詞恫嚇。但我反而跟他們說，線索並不是上述這些事情，因爲這些事情不見得都會發生，他們聽了以後通常會很驚訝。更確切地說，最容易被人發現的線索是「裝可憐」。這是最有可能出現的徵兆，這是沒有道德的人最常出現的行爲。裝可憐就是故意訴諸我們的同情。

我第一次了解到這一點，是在還在念心理學研究所的時候。我有個機會去採訪一個已經被精神病院認定是「精神病態」的受刑病人。這個人並不暴力，他比較喜歡用精心設計的投資騙局詐騙別人的錢。我對這個人以及他的犯罪動機很好奇，我那時少不更事，以爲他很厲害，所以我問他：「你這輩子最重要的東西是什麼？你最想要什麼？」我以爲他會回答「有錢」或是「出獄」等等他花最多時間做的活動。但相反地，他毫不猶豫地答道：「很簡單，我最希望別人覺得對不起我。我最想要的就是別人的同情。」

我很吃驚，我沉默了好一會兒。我想如果他說的是「出獄」或是「有錢」，那時應該就會更欣賞他。此外，我很疑惑，爲什麼這個人——爲什麼有人——喜歡被同情，更不用說在所有的事情裡面最喜歡被人同情？我無法想像。但現在，在我聽受害者的故事聽了二十五年以後，我了解到反社會人格者之所以喜歡裝可憐，是有一個絕佳的理由。這個理由就跟我們臉上的鼻子一樣顯而易見，這個理由就是好人會放可憐蟲一馬，因此反社會人格者如果想要繼續玩他們的遊戲，他們就會一再裝可憐。

好人的同情就等於是無條件投降。產生同情的時候，我們（至少在那一刻）就是毫無防備的，而沒有良心的人就會用這一點對付我們，就像用那些把我們凝聚在一起的正面工具（性連繫〔sexual bonds〕、社會和專業角色、我們對值得同情的人和創作者的看法、我們對領導人的尊敬）來對付我們。大多數人都同意，赦免一個沒有罪惡感的人是不好的，可是當一個人裝可憐的時候，我們通常還是會放他一馬。

如果我們是同情，或是憐憫的確值得同情、遭遇不幸的人，那都是善的力量。但如果我們是浪費在不值得同情的人身上，浪費在經常做出反社會行爲的人身上，那麼這當然很不對勁，這個危險訊號很管用，但我們卻經常忽略。我可以舉個例子，一個照三餐打老婆、有反社會人格的老公坐在廚房桌子邊，雙手抱住頭，一邊哭一邊對被他打到鼻青臉腫的老婆說，他沒辦法控制他自己，而且雖然他動手打了人，但其實他很可憐，她一定得原諒他云云，這是最容易辨識的例子了。這類例子五花八門，罄竹難書，有些例子甚至比這個有暴力傾向的老公更令人髮指。而對我們這些有良心的人來說，這種情況，不管有多無恥，還是會激起我們的同情。

現在回頭去看，會發現反社會人格者裝可憐很可笑，但也很令人害怕。史基普認爲因爲他折斷了某人的手臂，所以他很值得人家同情。多琳把自己僞裝成一個工作過度的可憐蟲，而且很容易因爲病人受苦而感到心痛。可愛甜美的芭芭拉．葛拉翰在牢裡向記者表示，這個社會不讓她好好照顧子女。至於像我前面提到過的納粹集中營指揮官，一九四五年「紐倫堡戰犯法庭」（Nuremberg War Crime Tribunal）開庭之前曾經對集中營裡的衛兵進行審問，他們在證詞裡描述負責焚屍場有多可怕，因爲氣味非常難聞[2]。英國歷史學家理察．歐佛瑞（Richard Overy）採訪過好幾位集中營的衛兵，他特別強調，他們都抱怨說值勤時連三明治都嚥不下。反社會人格者根本不在乎什麼社會契約，但他們的確知道如何利用社會契約來滿足自己的利益。而且，我很確定如果撒旦眞的存在，他也會希望我們能夠覺得他很可憐、他很值得同情。

在判斷什麼人可以信任的時候，請牢牢記住，一直表現出傷害他人或是不良行爲，卻又經常裝可憐，爭取你的同情，就是貼在反社會人格者額頭上的警告標誌。擁有這兩個特徵的人不見得就是殺人狂，或是生性兇殘。但你不應該把他們當好朋友，或是跟他們合夥做生意，或是請他們幫忙照顧小孩，或是嫁給他們。

可憐的路克

那麼，社會契約最珍貴的一個構成要素——關於愛情呢？以下情節是一個女人的悲慘遭遇，但這個故事永遠都不會出現在晚間新聞裡。

我有一個叫西妮的病人，她長得並不好看，已經四十五歲了，留著一頭看起來髒髒的金髮，她的金髮正在逐漸變灰，身材是歐巴桑那種圓滾滾的身材，從來沒有苗條曼妙過。但她的腦筋很好，在學術和專業上的成就斐然。她在家鄉佛羅里達州一所大學教書，不到三十歲就被擢升爲流行病學的助理教授。婚前就遊歷了馬來西亞、南美洲和加勒比海等地區。從佛羅里達州搬到麻薩諸塞州以後，她成了劍橋一個民族藥物學（ethnopharmacology）集團的顧問。我最喜歡她溫文有禮的舉止，以及面對人生時深刻思考、深切反省的態度。對她印象最深刻的一件事情是，在我們總共十五次的簡短治療

2 參見歐佛瑞所著的《審問：落在同盟軍手裡的納粹菁英》（*Interrogations: The Nazi Elite in Allied Hands*）。

裡，她的聲音就像吳儂軟語般地輕柔溫暖。

西妮跟一個名叫路克的男人離婚了，把她這一生的積蓄都花光，還害她負債累累，因爲她必須確保自己能夠取得兒子強納森的監護權。我認識西妮的時候，強納森已經八歲，他父母離婚時只有五歲。路克之所以花那麼多錢打官司，並不是因爲他有多愛強納森，而是因爲他很氣西妮將他趕出她的房子，那棟房子位在佛羅里達州南部，裡頭有一座游泳池。路克很喜歡那座游泳池。

「剛認識路克的時候，他住在一間很破落的小公寓裡，」西妮告訴我。「這一點就應該讓我有所警惕，一個在紐約大學念完研究所（他主修都市規劃）的三十五歲男子竟然住在那樣的地方，但我沒理會這個警訊。他說很喜歡那個社區的游泳池，所以當他看到我擁有自己的游泳池時，他實在是欣喜若狂。我能怎麼說？我的前夫是爲了我的游泳池才娶我。嗯，雖然不完全正確，但現在回過頭去看，這確實是他娶我的原因之一。」

西妮沒去注意路克的生活方式，以及他對她的吸引力，因爲她覺得自己找到了希世奇珍：一個聰明絕頂而又很有魅力的三十五歲男人，這個人沒有老婆也沒有前妻，這個人的愛好跟她很相似，而且對她很好。

「我必須說，一開始的時候他對我非常好。他帶我出去玩，他總是會送花給我，我還記得那些放在長盒子裡的天堂鳥花以及橙花。得買很高大的花瓶才能放得下那些花。

他說話輕聲細語的，而且長得相當迷人——我們聊得很愉快，有說不完的話。他跟我一樣也是學者型的，但大概是我自己想太多。我認識他的時候，他正在幫忙做一個規劃專案，這個工作是他大學裡的一個朋友介紹的。他總是穿得西裝筆挺。事實上，我就是在人學裡認識他的。那是一個認識對象的好地方，對吧？他跟我說，他覺得我們有很多地方很像，而我就信以爲眞了。」

過了幾個星期以後，西妮得悉路克從大約二十歲以後，就跟一個又一個女人同居，他總是住在那些女人的家裡，很少自己住。就算是很便宜的住處，獨居對他來說也是很不尋常的事情。但她也不去注意這個訊息，因爲她已經墜入情網了。而她覺得路克也愛上她了，因爲他就是這麼告訴她的。

「我是個枯燥乏味的學者，從來都沒有人對我這麼浪漫過。那段時光很美好——我或許應該坦承這一點。但那段時光太短暫，眞是太可惜了。無論如何……我那時是一個三十五歲的老學究，很沒有情趣，一心只想拚事業，但突然間，我也開始幻想白色的婚禮，該有的儀式都想要，我從來都沒有做過這種事情。我的意思是說，我總是認爲那是大人用來騙小女孩的愚蠢童話，那並不是我這輩子能夠擁有——或是能夠渴望——的事情，而我那時，不僅正在幻想那件事情，甚至還在計畫那件事情。」

「至於他吃那些女人軟飯——你相信嗎？我其實很替他感到難過。我認爲他只是在尋覓對的人和事，認爲她們經常在利用了他之後就把他趕出去。我現在知道原因出在哪裡，但我那時候當然不知道。我覺得他很寂寞、很可憐。他說其中一個女人實際上是死於車禍的。他告訴我這件事情的時候哭得稀里嘩啦。我覺得他實在太可憐了。」

他們認識六個星期之後，路克就搬進西妮的房子，八個月後，他們就結婚了，那是一場在教堂裡舉辦的盛大婚禮，還有一場同樣盛大的婚宴，費用都是由她家支付的。

「婚禮的費用通常不都是由女方負擔的嗎？」她自嘲般地問我。

婚後兩個月，西妮發現自己懷孕了。長久以來她都想要擁有自己的子女，但她也一直認爲自己永遠都嫁不出去。如今，她爲人母的心願就要實現了，她大喜過望。

「一切對我來說簡直就是奇蹟，尤其是肚子裡的小孩開始動的時候。我不斷地跟自己說，肚子裡面這個人是全新的，過去從來都沒有存在過，而我將用下半輩子來愛這個人。這實在太不可思議了。路克明顯地沒有我這麼興奮，但他還是說他也想要這個小孩，他說他只是緊張，還覺得我懷孕以後就變醜了，但我那時候以爲他只是比大多數男人更直言不諱罷了。很諷刺吧？」

「我對懷孕實在太高興了，所以我不去面對早已得知的眞相，不知道這樣說不說得過去。我想我在懷孕期間就知道這段婚姻走不下去。醫生跟我說頭三個月最有可能流產，但過了三個月基本上就沒事了，而我當然把他的話當聖旨，到了四個月的時候，我出去買了張小嬰兒床。我記得小嬰兒床送來那天，路克回家跟我說他把工作辭了。就是那樣。好像他知道他現在已經吃定我了。我就要有小孩了，所以我肯定會把所有的事情打理得好好的。我會在金錢上資助他，因爲我已經別無選擇。他搞錯這點了，但我能夠理解他爲什麼會做如是想。他認定我會盡一切努力維持家庭的假象。」

當然，路克不會這麼跟西妮、西妮的朋友或家人講。他告訴她們，他得了嚴重的憂鬱症，所以沒辦法上班，而只要有旁人在的時候，他就不講話，一副可憐兮兮的樣子，他在演得了憂鬱症的戲。而且有很多人告訴西妮，初次爲人父的確很容易出現憂鬱的症狀，這更讓西妮無所適從。

「但我從來都不認爲他得了憂鬱症，」西妮告訴我。「就是有什麼地方不對勁。我偶爾會有點憂鬱，但我覺得他的情況並不像得了憂鬱症。首先，只要有他眞的很想做的事情，他馬上就會變得精力充沛。還有一件事情，雖然這件事情似乎只是件小事，但這件事情實在讓我很不爽——他不肯就醫。我跟他說，我們可以花點錢找心理醫生，或是讓他接受某種藥物治療。但他對這個主意避之唯恐不及，像是在躲瘟疫。」

強納森出生以後，西妮開始休兩個月的產假，而這也意味著這個家庭的三個成員都一起待在家裡——因爲路克沒有工作。但路克很少看他新生兒子一眼，他更愛在游泳池邊看雜誌，或是跟朋友出去混。而強納森哭鬧的時候，新生兒本來就很愛哭鬧，路克就會大爲光火，有時候更會大發雷霆，而且還會要求西妮趕快想法子搞定強納森。

「他表現得就像是『假裝自我犧牲以博取同情的人』（martyr），我覺得這句話用來形容他是再貼切不過了。他會摀住耳朵，裝出深受折磨的表情，在屋子裡踱來踱去，彷彿孩子這麼哭就只是爲了給他製造麻煩。我想我該覺得很對不起他，或是諸如此類的事情。眞是太恐怖了。我是剖腹產的，我一開始確實很需要幫助，但到最後我只盼望任何人都不要來煩我和強納森。」

而當初說「初次爲人父很容易出現憂鬱症狀」的人現在告訴西妮：「新手爸爸有時候會對新生兒感到很不習慣，因此有陣子就會離新生兒遠遠的。」他們堅稱路克需要人家同情，也需要用耐心來對待。

「可是路克並不是他們想像中那種『離新生兒遠遠的』狀態，他根本就是漠不關心。對他來說，強納森就像一包破布——一包很煩人的破布。儘管如此，我還是想要相信這些人的話。我很想相信如果我夠努力、夠有耐心、夠理解他，一切總是會好轉，我們終究能夠擁有一個眞正的家庭。我實在太渴望相信了。」

休完產假以後，西妮回去上班，而路克繼續待在游泳池邊。西妮聯絡一家代爲安排「年輕外籍保母」（au pair）[3]的機構，找一個白天幫她照顧小孩的保母，因爲路克擺明不會照顧強納森。過了幾個星期以後，年輕的保母跟西妮說，她覺得爸爸總是在家，卻從來都不理小孩、不照顧小孩，實在很「奇怪」。

「我無法理解，爲什麼他甚至從來都不看他的兒子一眼。他沒毛病吧，夫人？」

保母的話讓西妮覺得面子很掛不住，所以她把路克的藉口稍微變化一下告訴保母，「他正在辛苦地經歷人生轉變。你可以假裝他不在家，這樣就不會感到奇怪了。」

西妮講到，那名年輕的保母從朝著游泳池的玻璃門望出去，想必看到曬了一身棕色肌膚、輕鬆無比的路克，在佛羅里達州的午後坐在游泳池邊。她覺得這件事情很匪夷所思，保母把頭側向一邊，輕輕地說了句，「可憐的男人」。

西妮告訴我，「我永遠都記得這件事情，『可憐的男人』。可憐的路克。我有時候也覺得他很可憐，儘管我自己才可憐。」

但眞相是，西妮嫁的人並不是「可憐的路克」，他也不是因爲第一次當爸爸所以得了憂鬱症的人，他也不是正在辛苦地經歷人生轉變的人。確切地說，他是反社會人格者。路克對別人沒有義務感，他的行爲（雖然沒有出現肢體暴力）反映出這個危險的事實。對路克來說，社會規範和人際期望（interpersonal expectation）都是用來滿足個人

---

3 美國的一種工讀方式，外籍年輕女孩免費寄宿於美國的接待家庭中，並領取一定數額的零用金，但必須以分擔部分家事與照料孩童作爲回饋。

利益。他告訴西妮他愛她，後來還娶了她，但這麼做只是爲了吃軟飯，這樣就可以享用西妮辛苦賺來的錢和舒適的生活。他利用他妻子最寶貴，也最私密的夢想操縱她，雖然兒子搞得他很煩，但他還是得忍受，因爲她就得看在孩子的份上容忍他。要不然，他才不會理睬他的親生兒子呢。沒多久，他也不理睬西妮了。

「他就像個借宿者。一個你並不是很喜歡，而且也沒付房租的人。他就是賴在那裡。大多數情況下，我們過著井水不犯河水的生活，一邊是我和強納森，我們母子總是在一起，另一邊是路克。我眞的不知道他大多數時間都在做什麼，有時候他會離家一兩天，我不知道他去哪裡了，我已經不在乎這件事情了。或者有時候，他會有朋友來喝幾杯，總是沒有說一聲就跑來，有時候會給我帶來很大的困擾，而且他的電話費高得嚇死人。但大多數時候，他都坐在游泳池邊。天氣不好的時候，他就會進屋看電視，或是玩電腦遊戲。你知道的，就是十多歲男孩子會玩的那些電腦遊戲。」

「哦，我差點忘了，他有好幾個月都在收藏石版畫。不知道他爲什麼會對石版畫感興趣，但他有一陣子眞的很迷。他會一直買新的畫——這些畫眞的很貴——然後像個孩子似的，興匆匆地帶來給我看，彷彿我們之間沒有任何不對勁的地方，而他只想讓我看看藝術收藏的最新戰利品。他肯定收藏了三十幅左右——但他從來都不給這些畫裝上畫框——然後有一天他又停止搞這件事情了。他對石版畫就失去興趣了。結束了。」

反社會人格者有時候會表現出短暫但強烈的熱忱——嗜好、計畫、跟人打交道——但他們不會做任何承諾，也不會有後續的發展。他們的興趣來得快，去得也快，而且找不到任何理由。

「我有了老公和兒子。這應該是我這輩子最幸福的時候，但卻是我這輩子最悲慘的時候。我下班回家都已經累垮了，保母會跟我說，路克一整天連看都沒看強納森，而不久之後，我的老公也開始厭惡我，厭惡到我甚至不能睡在我們的臥室裡。我實在沒臉跟你講這件事情，但我在自己家的客房裡睡了整整一年。」

西妮說當她告訴我自己的遭遇時，最困難的地方是，她覺得發生在她身上的事情害她顏面掃地。如她所說的，「你無法想像坦承這些事情有多難堪，就算只是向自己坦承嫁錯人。但我結婚那年也不是三歲小孩了，那時已經三十五歲了，更不用說我都已經環遊世界好幾遍了。我對這些事情應該更清楚，但我就是沒發覺。我一點都沒發覺，而且我敢說，那時我周圍沒有一個人發覺。這段日子以來，大家都跟我說，他們作夢也沒想到路克最後竟然會變成這樣，而對『路克到底是怎麼了？』都是公說公有理，婆說婆有理。如果這件事情不是這麼丟臉，這狀況還挺好玩的。我的朋友眾說紛紜，從精神分裂症到注意力缺乏症（attention deficit disorder）都有人說。你能想像嗎？」

但沒人猜到路克就是沒有良心。而不令人意外地，這就是他對妻兒不理不睬的原因。路克模式並不符合大家對反社會人格者的印象，甚至也不符合非暴力型反社會人格者的印象，因爲路克（雖然他的智商很高）是一個很消極的人。他不會爲了取得權力或財富，不管是眞的或是象徵性地割斷別人的喉嚨。他不是貪得無厭的企業惡霸，也不是很會花言巧語又野心勃勃的史基普。他連當騙子都嫌費事，而且他也沒有勇氣去搶銀行或是郵局。他不是積極奮發的人。事實上，他是個得過且過的人，夢想就是混日子，不用工作，有人養，有人提供他舒服的生活，而他就把力氣花在實現這個很普通的目標上。而西妮最後又是怎麼知道他是一個沒有良心的人？她發現他其實是在裝可憐。

「就算經歷過實在很醜陋的離婚官司，他還是會死賴在這裡不走，幾乎每天都來。他又找了一間很破爛的小公寓，總是睡在他的公寓裡。可是白天的時候，他就會跑來我家。我知道自己不應該讓他來，可是卻覺得很對不起他，而當然，他也對強納森付出了一點點關心。強納森從幼稚園回家的時候，路克有時候會去接他，陪他走路回家，教他游泳或是做點別的事情。我對這個男人已經毫無感覺。我眞的再也不想見到他，但我也沒有跟別人出去約會——一朝被蛇咬，十年怕井繩。但我覺得如果強納森能夠多認識他爸爸，能夠得到來自他爸爸少許的關心，這會是件好事。我當時以爲，如果我的小孩能夠擁有至少一小部分的父愛，那麼付出被他騷擾的代價也算値得了。」

「嗯，但我錯了。是我姊姊一針見血地說出來。她說，『路克對強納森根本就沒有感情。他只對你的房子有感情。』天啊，她說得對極了。但那時候我沒辦法擺脫他。情況變得很不堪、很複雜、很……恐怖。眞的很恐怖。」

她打了一個冷顫，然後她做了一個深呼吸繼續說下去。

「強納森上一年級的時候，我終於明白得把路克永遠趕出我們的生命。我們的生活一點也不平靜，一點也不……呃，快樂。當某個人對你漠不關心到那種程度，而這個人還老是賴在你身邊不走，就一定會把你的生活搞得很不平靜、很不快樂，他就是陰魂不散。他會跑進來，或是跑去游泳池那裡，把自己弄得很舒服，好像他還住在這裡，然後我的心情會變得很不好，會變得很緊張。我會待在屋子裡，把窗簾都放下來，以爲這樣就能看不見他。但這樣做實在太瘋狂了。接著我發現，強納森的心情也受到很大的影響。他也不希望路克出現在他身邊。」

「因此，我要求路克離開。如果我到別人家裡，而別人要求我離開的話，我就會離開，如果是丈夫，你也會離開吧？就只是爲了個人的尊嚴。但路克就不會離開。他表現得像是沒有聽到我講的話，這種情況眞的很可怕，要不然他就會離開一陣子，然後再若無其事地回來。所以我變得很抓狂，我不再客氣地要求他離開，相反地，我叫他馬上給我滾出去，或是威脅說要叫警察來。你知道他後來怎麼做嗎？」

「他利用強納森。」我說道。

「沒錯。你是怎麼猜到的？他利用強納森。比方說，我們在游泳池邊的時候，我們三個人都在的時候，路克就會開始哭。這個男人的眼裡眞的流出了眼淚。我記得接下來的情形是，他就拿起用來打撈游泳池水面污物的網子，開始撈那些髒東西，好像他是正在受苦受難的殉道者，他只是想幫我們的忙而已，然後強納森也開始淚流滿面，然後我兒子說——我這輩子都會記得這一幕——強納森說，『哦，不要這樣對他。可憐的爸爸。我們一定要把他趕走嗎？』」

「接著路克就望著我，一直盯著我的眼睛，就好像我這輩子從來都沒有見過他似的，他完全變了一個人。他的眼神是我所見過最可怕的眼神，好像堆滿了冰——這實在很難解釋。然後我突然明白了，對路克來說，這只是某種控制遊戲。這是某種遊戲，而我輸得很慘。我實在太震驚了。」

游泳池旁那一幕過了差不多一年，西妮辭掉大學裡的職務離開佛羅里達，跟強納森一起搬到波士頓，跟她姊姊住得近一點，也跟路克隔了一千五百英里。過了幾個月，她開始接受我的治療。她需要解決這段婚姻帶來的後遺症，尤其是她會不斷責備自己爲什麼要嫁給路克。她是一個恢復得非常快的人，她現在過得好多了。她有時候會開玩笑說，就她和路克的問題來說，「地理治療」（geographic cure）確實很有效，雖然她心裡清楚她得花更多時間才能原諒她自己，而且這件事情還更複雜、更棘手。

西妮現在已經相當清楚，她的前夫就是一個沒有良心的人，這個新觀點對她很有助益。她現在最關心的，就是她八歲大的兒子強納森情感受到傷害。我上一次看到西妮的時候，她告訴我，現在強納森還是會淚眼婆娑地和她討論佛羅里達州的事情，還有他覺得有多對不起自己爸爸。

第七章

無罪感的病原學

——反社會人格者如何形成？

打從我進入青春期以來，我就很納悶為什麼有這麼多人以羞辱別人為樂。但還是有人會對別人的痛苦感同身受，這個事實顯而易見，而且這個事實也證明想要傷害別人的毀滅性衝動不是普遍人性的一部分。

——愛麗絲・米勒（Alice Miller）[1]

路克、多琳和史基普在很多方面都不一樣。路克喜歡待著不動。他喜歡混日子，設法讓某個有責任感的「朋友」，或家人來打理其他的一切。多琳很愛嫉妒別人，而且長久以來都不滿現狀。她會花很多精力來打壓別人，這樣她就能夠覺得自己比別人更厲害。而史基普渴望統治世界，他這麼做當然是爲了自己的利益，而且也是爲了好玩。但這三個動機各自不同的人有一個共同點：爲了滿足個人的野心，他們能夠做任何事情，卻不會產生一丁點罪惡感。他們每個人想要的東西都不一樣，但他們獲取想要的東西時，方式是一樣的，這也就是說，他們都是用沒有良心的方式取得的。史基普違反法律，而且毀掉別人的前途和生活，但他覺得無所謂。多琳的人生就是一個漫天大謊，爲了讓同事難看，爲了獲得刺激感，她會折磨無助的病人，她一點也不覺得丟臉或是得負點責任。爲了找人照顧他，爲了不用付房租的房子和游泳池，路克就會跟一個他並不愛，但渴望擁有家庭的善良女人結婚，然後爲了繼續吃軟飯，還會犧牲他兒子的童年。他在做這些決定的時候根本沒有三思而後行，更別說會爲罪惡感所擾。

上述這些人都沒有建立在情感聯繫上的第七感。而且，可悲的是，他們身上的這個共同點不會讓他們變得極爲罕見，但卻會讓他們跟其他那些有良心的人完全劃分開來。上述這三個人都屬於同一類人，都跟我們不同類，這類人的顯著特徵就是欠缺良心，從個體如何認知他們的環境，以及如何過他們的生活來看，這個特徵就比其他所有的人格特徵更突出。多琳比較不像這個世界上任何一個有良心的女人，她跟路克和史基普比較像，而懶散的路克和積極的史基普比較像，他們不像任何一個性格受良心約束的人。

劃分人類的這條看不見的線怎麼畫出來？爲什麼有些人沒有良心？反社會人格者如何形成的？就跟人類其他眾多特徵一樣（不管是生理或是心理），首要的問題就是這到底是天性造成的？還是教養造成的？這個特徵是天生就有的？還是環境造成的？對大多數複雜的心理特徵來說，答案很可能是兩者皆是。某個特徵的傾向在胚胎期就已經形成了，但環境會影響這個特徵的表現方式。這個道理也適用於我們認爲是正面或負面的特徵上。例如，智力似乎主要是由遺傳因素決定的，但也有部分受到一系列環境因素的影響，像是父母的照顧、早期刺激、營養甚至是出生順序。反社會心理偏差——這個更負面的特徵——或許也不例外。研究指出，天性和教養對反社會心理偏差都有影響。

心理學家很久以前就已經知道，人類性格的許多層面，像是個性外向或是神經質，某種程度上都受到遺傳因素的影響。從「比較同卵或異卵雙胞胎」的研究中，就可以得到很多這方面的科學證據。這類研究的基本前提是，同卵雙胞胎的環境和所有的基因都一樣，而異卵雙胞胎則是環境一樣，但基因只有一半是一樣。對任何已知的特徵來說，

---

1 著名的兒童心理學家，以研究童年早期心理創傷的成因，以及它對一個人後期的生活影響而聞名。

科學家假設，如果同卵雙胞胎的相關性（相似性）比異卵雙胞胎來得更顯著，遺傳對這個特徵就有某些影響。

研究人員用一個數字——就是把同卵與異卵雙胞胎相關性之間的差異乘以二——來表示應由遺傳因素負責的變異量（amount of variation）。這個數字可說是這個特徵的「遺傳率」（heritability），而對雙胞胎的研究顯示，藉由問卷調查所確定的性格特徵（像是個性外向、神經質、獨斷獨行、有同理心等等），其「遺傳率」在三五%到五〇%之間[2]。換句話說，對雙胞胎的研究指出，我們性格當中最可測量的部分，有三五%到五〇%是與生俱來的。

遺傳率的研究包含了反社會人格的重要資訊。有許多這類研究都使用「明尼蘇達多面向人格測驗」（the Minnesota Multiphasic Personality Inventory，簡稱 MMPI）[3]的「精神病態量表」（Psychopathic Deviate scale）[4]。這個量表包含了許多複選題，利用統計公式的計算，就能夠從人群裡挑出具有反社會人格特徵的人。明尼蘇達多面向人格測驗包含了好幾個效度量表，像是「測謊量表」（Lie Scale），可以知道受測者有沒有誠實作答。大體來說，在這些研究裡面，同卵雙胞胎在精神病態量表的同分機率，會是異卵雙胞胎的兩倍以上，很清楚地指出，遺傳在「精神病態」模式上扮演了一定的角色。

一九九五年，有一項爲期很久的重要研究發表了研究成果，這項研究調查了三千兩百二十六對越戰期間在美軍服役的男性雙胞胎[5]。研究人員也使用了明尼蘇達多面向人格測驗的精神病態量表，發現有八個反社會人格的徵兆跟遺傳有很大的關係。按照理論遺傳率（theoretical heritability）高低排列，這些症狀包括：「不遵守社會規範」、「有攻擊傾向」、「魯莽」、「衝動」、「不償還債務」、「經常換工作」、「從來都不遵守一夫一妻制」和「缺乏悔意」。其他研究也發現，反社會人格者「很不友善」、「很不會按良心辦事」，「很不會避免傷害」，而「友善」、「按良心辦事」和「避免傷害」這些

2 詳細討論參見伊佛斯（L. Eaves）、艾森克（H. Eysenck）和馬丁（N. Martin）所著的《基因、文化與性格》（*Genes, Culture and Personality*）。

3 一九三○年末到一九四○年初由明尼蘇達大學的心理學家、精神科醫師共同發展編製而成，此爲使用相當廣泛的測驗，同時也激起了後續的無數研究。原始目的在於，區分正常人與精神診斷的類別，但到了後來，此測驗也被使用於測量人格特質。

4 關於用「精神病態量表」研究雙胞胎的評論，參見葛德史密斯（H. Goldsmith）和郭茲曼（I. Gottesman）所著的〈發展心理學裡的遺傳變異性與變異遺傳率〉（Heritable Variability and Variable Heritability in Developmental Psychology）（引自蘭茲威格〔M. Lenzenweger〕和霍嘉德〔J. Haugaard〕所編輯的《發展心理學的新方向》〔*Frontiers in Developmental Psychology*〕）。

5 參見李恩斯（M. Lyons）等人發表在《一般精神醫學誌》（*Archives of General Psychiatry*）上的〈成人與青少年反社會特質的差別遺傳率〉（Differential Heritability of Adult and Juvenile Antisocial Traits）。

性格面向全都跟遺傳有關[6]。

「德州收養計畫」（the Texas Adoption Project）是一個受到高度重視而且為期很久的研究，這項研究已經進行超過三十年，調查了超過五百名的被收養兒童[7]。這項研究藉由「比較已經長大成人的被收養兒童，以及他們的親生父母、養父母」研究被收養兒童的智力和各種性格特徵，包括「精神病態」模式。「德州收養計畫」報告指出，拿被收養兒童的精神病態量表分數來看，被收養兒童跟從未謀面的親生父母很像，相較於撫養他們長大的養父母，他們更像親生父母。這個研究得出的遺傳率大約五四%，有趣的是，這個研究得出的「精神病態」遺傳率，跟我們從其他更中性的性格特徵（個性外向、有同理心等等）研究得出的遺傳率（三五%到五〇%）相符[8]。

遺傳率的研究重複得出一個結果：一個人是否擁有反社會人格特徵，這個傾向有部分是與生俱來的，比率最多達到五〇%左右。這項研究讓人很不安，這項研究指出，就在這些人出生之前，就在受孕那一刻，像是多琳、路克和史基普等人就已經有愛騙人、魯莽、不忠和缺乏悔意的傾向。如果陳述遺傳對運動神經、個性內向，甚至躁鬱症或是精神分裂症的形成有影響，那麼這些資訊還不會讓我們這麼震驚。但講到遺傳對反社會人格的影響時，就令人覺得格外恐怖，但其實這些研究用的都是同一種統計方法。

我們得指出，這麼極端、這麼複雜的特徵不可能由單一基因所決定，而是由許多寡基因（oligogenic）[9]所決定的（此指由許多基因共同作用所造成），這一點很重要。但目前還不清楚這些基因是如何形成腦部機能，以及如何形成腦部機能所引起的行爲。從去氧核醣核酸（DNA）看「不償還債務」這類多層次行爲概念（behavioral concept）

---

6 參見威第格（T. Widiger）等人所著的〈對《精神疾病診斷與統計手冊》第三版修訂版與第四版人格疾患與人格「五因素模式」的描述〉（A Description of the DSM-III-R and DSM-IV Personality Disorders with the five-factor Model of Personality）（引自柯斯塔〔P. Costa〕和威第格所編輯的《人格疾患與「五因素模式」》〔*Personality Disorders and the five-factor Model*〕），以及克洛寧傑（C. Cloninger）發表在《一般精神醫學誌》上的〈人格變項的臨床描述與分類的一個系統性方法〉（A Systematic Method for Clinical Description and Classification of Personality Variants）。

7 參見威勒曼（L. Willerman）、羅赫林（J. Loehlin）和荷恩（J. Horn）發表在《行爲遺傳學》（*Behavior Genetics*）上的〈明尼蘇達多面向人格測驗精神病態量表的一個收養與跨教養研究〉（An Adoption and a Cross-Fostering Study of the Minnesota Multiphasic Personality Inventory〔MMPI〕Psychopathic Deviate Scale）。

8 參見麥克古芬（P. McGuffin）和塔帕爾（A. Thapar）所著的〈遺傳和反社會人格疾患〉（Genetics and Antisocial Personality Disorder）（引自米隆等人所編輯的《精神病態：反社會、犯罪和暴力行爲》），以及福克納（D. Falconer）所著的《計量遺傳學入門》（*Introduction to Quantitative Genetics*）。

9 是指對疾病性狀有中等作用的基因，若影響更弱，則稱之爲微效基因(Minor Gene)。多個寡基因或微效基因的作用累積整合起來，可以形成明顯的表型效應，與環境因素相互作用會對性狀的最終表現產生重要影響。

是一趟漫長的旅程，是一趟錯綜複雜的生化旅程，是一趟神經方面的旅程，是一趟心理方面的旅程，望之令人卻步，難以研究。

但我們仍可以從研究中找到一些線索。「從去氧核醣核酸到多層次的行爲概念」這條長鏈的其中一環是「神經生物學／行爲」，而這一環裡面有個重要發現：反社會人格者大腦皮質的機能運作跟常人不同。藉由「人類如何處理語言」的研究可以收集到反社會人格者皮質功能的資訊，這些資訊都很有趣[10]。研究結果指出，就算是腦部的電位活動（electrical activity），正常人對情緒性字眼（像是愛、恨、舒適、痛苦、快樂、母親）的反應，比非關情緒的字眼（像是桌子、椅子、十五歲、後來等等）的反應更快、更強烈。如果我做「辨識情緒性、非關情緒字眼」測驗，比起「製表者」，我會快個幾毫秒認出「恐怖」這個字吧。但如果拿「窗戶」和「碼頭」這兩個字給我認，我的反應就相差無幾。我因爲辨識出「恐怖」這個情緒性字眼而產生反應，所以在我的大腦皮質能測到微弱的電位反應，稱爲「誘發電位」（evoked potential）[11]。這類研究指出，正常人的腦部比較能夠注意、記憶或是辨識跟情感經驗有關的字眼，比較不能注意、記憶或是辨識跟情感無關的字眼。比起「看」，我們會更快認出「愛」這個字，而且會在我們腦部測到更大的「誘發電位」。也就是說，對我們而言「愛」比「看」這個字更重要、更有意義。

但對反社會人格的實驗對象做「處理語言」測驗時，沒有得到這樣的結果。根據反應速度和大腦皮質的誘發電位來看，反社會人格的實驗對象對情感性字眼與無情感性的反應相差無幾，對「啜泣」或「親吻」等字眼的誘發電位，並沒有大於「坐下」或「目錄」等字眼的誘發電位。所以，對反社會人格者而言，情緒性字眼並不是更有意義的，也不是深深刻錄在他們大腦裡的。

「單光子電腦斷層攝影」（single-photon emission-computed tomography）——一種腦部顯影技術——的相關研究裡，反社會人格的實驗對象做「情緒性字眼」的認字測驗時，比起其他實驗對象，他們有更多血流流向顳葉[12]。就像我們遇上一題有點難的益智

---

10 參見威廉遜（S. Williamson）、哈普（T. Harpur）和海爾（R. Hare）發表在《心理生理學》（*Psychophysiology*）上的〈精神病態對情緒性字眼的異常處理〉（Abnormal Processing of Affective Words by Psychopaths），以及約翰斯（J. Johns）和奎（H. Quay）發表在《臨床諮詢心理學學報》（*Journal of Consulting and Clinical Psychology*）上的〈社會酬賞對有精神病態與神經疾病的軍方違法者語言制約的效用〉（The Effect of Social Reward on Verbal Conditioning in Psychopathic and Neurotic Military Offenders）。

11 施加一個刺激（聲、光或體感刺激）在人類腦部引起的微弱電變化。

12 參見因崔特（J. Intrator）等人發表在《生物精神醫學》（*Biological Psychiatry*）上的〈精神病態的語義與情感處理的一項腦部顯影〔腦單光子電腦斷層攝影〕研究〉（A Brain Imaging〔SPECT〕Study of Semantic and Affective Processing in Psychopaths）。

問題時，爲了集中精神，腦部的血流可能會增加。換句話說，反社會人格者只想設法完成這個「情緒性字眼的認字測驗」——對正常人來說這個測驗幾乎瞬間就能完成，但反社會人格者的生理反應就跟做代數習題時差不多。

綜上所述，這類研究指出，反社會人格者的大腦皮質，在處理情感刺激時和正常人不一樣。但目前還不清楚爲什麼會不一樣，但很有可能是因爲神經發展（neurodevelopmental）有所差異而造成，而且是會遺傳的，而撫養方式、文化因素不是稍微縮小神經發展差異，就是嚴重擴大神經發展差異。神經發展差異跟反社會人格者形成與他人心理的差異有關，而這個心理差異到現在仍然難以測量，其意涵也很驚人。反社會人格不只是缺乏良心，但光是這一點就已經相當可怕。反社會人格者也沒辦法處理情感經驗（包括愛和關懷），除非這類經驗像益智問題能夠計算。

就像良心不是只有罪惡感或悔意，而是能體驗感情和情感依附。反社會人格也不只是欠缺罪惡感或悔意而已，他們就是沒辦法擁有眞實（也就是無法計算的）的情感經驗，而且也沒辦法欣賞眞實的情感經驗，因而無法跟其他人建立眞實（也就是無法計算的）的關係。簡單說：沒有道德感的情況更複雜，就跟良心一樣。如果沒有愛的能力，良心不可能存在，而反社會人格者基本上就會是沒有愛的人。

反社會人格者是「不遵守社會規範」的人，像是「從來都不遵守一夫一妻制」、

「不償還債務」，因爲任何義務感都是一個人對其他生命，或是對一群生命的感受，也就是說對這些生命有感情。但反社會人格者對我們沒有感情。

反社會人格者在本質上是冷酷無情的人，他們不帶任何感情地在下一盤棋。因爲他們是這種人，所以他們的行爲跟一般人會撒謊、自戀甚至暴力相向都有很大的不同，因爲一般人的那些行爲都帶有感情。如果有需要，大多數人會撒謊來保住自己家人的命。而一般人也都認爲混黑社會的（相對於有反社會人格的老大），或許對幫派裡的兄弟都很死忠、很講義氣，而且對雙親或兄弟姊妹也都很照顧，這都是我們熟知的人際情感聯繫。但史基普就算在小時候，對其他人也都漠不關心。多琳沒辦法關心她的病人，而路克沒辦法愛他的妻子和親生兒子。在這些人的心裡，其他人——就連「朋友」或是家人——都只是手中的棋子罷了。

反社會人格者能夠眞正感受到的好像只有「原始的」情意反應（affective reactions），這種反應是由立即的生理痛苦或是愉悅，或是由短期的挫折或是成功引起的。挫折可能會讓反社會人格者感到很生氣或很抓狂。而成功地掠奪別人，在貓捉老鼠的遊戲裡獲勝（比方說，多琳成功地讓珍娜傻傻跑過泥濘不堪的醫院草坪），通常會讓反社會人格者激起一陣陣愉悅感受。這些情感反應不會持續很久，而且在神經學上被定義爲「原始的」。因爲就跟其他所有情感一樣，這些情感反應源自腦部的邊緣系統

（limbic system）[13]，腦部的邊緣系統很古老，是經過長久演化而來的。而且不像「更高的」情感，這些情感反應沒有受到大腦皮質機能的調整。

自戀可以拿來跟反社會人格對照，自戀這種情況格外有趣。用比喻來說，自戀就是擁有一半的反社會人格。就算是臨床上被認定爲自戀者的人，也都能夠感受到絕大多數的情感，他們的感受就跟其他人一樣強烈，從罪惡感到悲傷到絕望的愛到激情都行。而跟我們不一樣的那一半（也就是跟反社會人格者一樣的那一半），就是沒有了解他人感受的重要能力。自戀的問題不是沒有良心，而是沒有同理心，而同理心就是感知別人的情感，做出適當反應的能力。從情感上來說，可憐的自戀者看不到自己以外的人事物，而對外在人事物完全不關心。跟反社會人格者不一樣的是，自戀者心理通常都很痛苦，有時候還得接受心理治療。自戀者尋求治療時，通常需要協助的一個基本問題是，因爲缺乏對別人的同理心，所以跟別人的關係都很疏離，所以他覺得很困惑、被拋棄、很孤獨。他想念所愛的人，卻不知道該怎麼把他們找回來。相較之下，反社會人格者並不在乎別人，因此就算他和別人的關係很疏離，或是根本就老死不相往來，也不會想念他們，但或許會後悔失去了一個有用的工具。

反社會人格者有時會爲了個人目的結婚，但從來都不會爲了愛而結婚。他們無法愛人，無法愛他們的配偶，或是他們的子女，或是他們的寵物。臨床醫師和研究人員曾經談到，對於更高的情感，反社會人格者「知道這些字的意思，但卻感受不到其中美妙」。他們必須學習如何流露情感，就像學習第二語言，而這也就是說，他們必須透過觀察、模仿和練習來學習如何表現情感。我們經由練習之後，能把其他語言說得很流利，而聰明的反社會人格者也能把「日常的情感表達」練得很順暢。事實上，這件事情並不難，比美國人學法文或中文容易多了。只要是能觀察（就算很表面）人類反應的人，只要是能讀小說或是看老電影的人，就能學會如何表現得很浪漫、很風趣、很善良。實際上，誰都能學會說「我愛你」，或是表現得很興奮，然後說「哦，我的天啊！這隻小狗好可愛哦！」但並不是所有人都能體驗到這類行為背後隱含的情感。反社會人格者就永遠體驗不到。

撫養方式

儘管如此，從眾多有關人類性格的研究裡得知，一個人的命運不全是由遺傳傾向和

---

13 哺乳動物前腦中由低等脊椎動物古皮層和舊皮層演化而來的部位，以及與這些部位具有密切聯繫的組織結構。

神經生物差異決定。生命的遺傳因素早在我們出生之前就決定了，但在我們呱呱落地以後，這個世界就拿起了雕刻刀，開始在我們身上雕鑿。遺傳率的研究顯示，特別是對反社會人格來說，生物學的影響最多只占一半。除了遺傳因子，還有環境變項能夠形成沒有良心的人格，雖然——誠如我們即將看到的——目前對這些影響還不是很了解。

在思考哪些社會因素能夠影響反社會人格的形成時，我們馬上會直覺想到的就是童年受虐。或許有反社會人格遺傳的人最後會變成反社會人格者，但其他有這種傾向的人卻不會。可能是因爲小時候受到了虐待，惡化了他們的心理狀態，甚至會讓早就岌岌可危的神經機能惡化。畢竟，我們已經知道童年受虐會造成很多負面結果，包括普通的（跟反社會人格無關的）少年犯罪和暴力、成年後罹患憂鬱症、自殺、解離（dissociation）[14]、厭食症、慢性焦慮以及藥物濫用等等。心理學和社會學方面的研究顯示，童年受虐對人類心理有很嚴重的毒害。

但把反社會人格歸咎給早年受虐會產生一個問題，不像與此無關的少年犯罪或普通的暴力行爲，目前爲止，仍沒有很多讓人心服口服的研究結果，能夠證明反社會人格者的核心特徵——也就是欠缺良心——跟童年受虐有關。而且，反社會人格者沒有童年受虐引起的其他悲劇性後遺症，像是憂鬱症和焦慮。而從成篇累牘的研究證據裡看到，早期受虐的倖存者，不管後來有沒有犯法，都可以想見他們日後會受到負面結果的折磨。

事實上，有些證據顯示，早期經驗對反社會人格者的影響小於對正常人的影響。比方說，羅伯特．海爾研究美國監獄裡的囚犯，他先診斷這些囚犯，然後加以統計，海爾用他發展出來的「精神病態檢核表」（Psychopathy Checklist）來診斷囚犯有沒有精神病態，對那些診斷出有精神病態的囚犯來說，童年時期家庭生活的品質對他們的犯罪時機沒有影響[15]。不管家庭生活穩不穩定，被診斷為精神病態的囚犯首次上法庭的平均年紀是十四歲。相較之下，沒有被診斷為精神病態的囚犯（也就是基本人格結構相當正常的囚犯），他們初次犯罪的年紀跟家庭背景好壞有很大的關係。過去生活比較穩定的囚犯首次上法庭的平均年紀是二十四歲，而家庭背景亂七八糟的囚犯首次上法庭的平均年紀是十五歲左右。換句話說，貧困的家境會孕育出普通的犯罪行為，而且也會提前犯下普通犯罪行為的年紀，就如大家預期。但毫無良心的反社會人格者都是他們自己想犯罪，而且他們想在什麼時候犯罪都可以。

我們目前還在研究環境對反社會人格發展的影響，但很多研究人員都轉向研究「依附疾患」（attachment disorder），而不是童年受虐。正常的情感依附是與生俱來的，是

---

14 一種心理機制，這種機制會使一些心理觀念由意識中分開或孤立出來，並且獨立或自動地運作。其結果可能會導致某些心理或人格上的分裂，例如失憶症或多重人格等等。

15 參見羅伯特．海爾所著的《沒有良心》（*Without Conscience*）。

腦部的一個系統。這個系統讓嬰兒會自然親近父母或是照顧他們的人，嬰兒由此能夠建立生平第一個人際關係。生平第一個人際關係很重要，不僅是嬰兒因此能存活下來，更是因爲這能讓尚未成熟的邊緣系統「使用」腦部的成熟機能，自行發展自己這個有機體。父母充滿感情地對嬰兒做出反應時，就能夠鼓勵嬰兒正面情感（像是滿足和高興）的發展，也能夠抑制嬰兒的負面情感（像是挫折和恐懼）。這種做法就能引起秩序感和安全感，最後就會深深印在嬰兒的記憶裡，帶給嬰兒一種「安全基礎」（secure base）——出自約翰・鮑爾比（John Bowlby）著作《依附與失落》（*Attachment and Loss*）。

我們從研究裡知道，嬰兒期獲得適度的情感依附會帶來許多令人滿意的結果，包括情感自我調節（emotional self-regulation）的健全發展、自傳式記憶（autobiographic memory），以及建立在個人經驗、行動上的反思能力等等[16]。最重要的是，嬰兒期的情感依附能夠發展日後與他人的情感連結。最早的情感依附會在七個月大的時候形成，而大多數嬰兒都能順利地依附頭一個照顧他們的人，因此都能發展出這些重要的能力。

但如果一個人在嬰兒期的時候，因爲父母不適任；像是父母有嚴重的情感疾患（emotional disorder），或是因爲嬰兒老是獨處（像是在過去的孤兒院裡），情感依附被破壞了，他就會罹患依附疾患，這種情況很悲慘。有嚴重依附疾患的兒童和成人（他們在七個月大之前沒有建立情感依附），沒辦法跟別人建立情感連結，會變得生不如死。

在極端的例子裡，就像十九世紀與二十世紀初葉，美國有些超級講衛生的孤兒院裡發現，完全沒有跟人有過接觸的嬰兒——爲了達到完全無菌的完美狀態——容易早死。那些嬰兒全都離奇地死於一個後來稱爲「消瘦症」（marasmus）[17]，如今稱爲「非臟器性生長遲緩」（nonogranic failure to thrive）[18]的疾病。這些孤兒院裡沒有跟人接觸過的嬰兒幾乎全部死亡。在這幾百年裡，發展心理學家和小兒科醫生已經知道，擁抱嬰兒、撫摸嬰兒、跟嬰兒說話和摟住嬰兒都非常重要，而沒有這麼做的結果則令人爲之心碎。

在西歐和美國（諷刺的是，這幾個社會是世界上最不喜歡跟人碰觸的幾個社會），一九九〇年代早期，收養羅馬尼亞孤兒的許多家庭，都體驗到依附疾患所帶來的悲傷和失落。一九八九年，羅馬尼亞共產政權垮台，境內數以百計的孤兒院照片終於呈現在世

16 關於依附理論的討論，參見西格爾（D. Siegel）所著的《發展中的心智：關係與腦部如何互動以塑造我們這個人》（*The Developing Mind: How Relationships and the Brain Interact to Shape Who We are*）。

17 marasmus 爲希臘字，意指「消瘦」。熱量與蛋白質的攝取都不足所引起的，主要見於年齡很小的兒童。特徵爲生長發育遲緩（主要是體重而不是身高）。

18 生長遲緩是指成長狀況低於同年齡成長狀況的五十個百分比以下，且成長速率低於兩個標準偏差言。造成生長遲緩的原因分臟器性因素和非臟器性因素。臟器性因素肇因於熱量攝取不足、對營養素的吸收與利用不良、對熱量需求量增加或是週產期成長狀態改變等等。非臟器性因素可能是因爲無法提供足夠的營養、親子互動不良造成心理、社會因素或缺乏對餵食的認知、篤信偏方等等造成的。

人面前，這些孤兒院由反社會人格的獨裁者尼古拉．希奧塞古（Nicolae Ceausescu）[19]祕密設立，從照片看出，這些孤兒院的情況很可怕[20]。在希奧塞古的統治之下，羅馬尼亞成了一貧如洗的國家，而希奧塞古還禁止墮胎和生育控制。結果產生數十萬的飢餓兒童，而國營的孤兒院裡也收容了將近十萬名孤兒。在這些孤兒院裡，孤兒和員工的比例大約是四十比一。孤兒院裡的生活條件很可怕、很不衛生，除了給這些嬰兒和兒童食物，好讓他們活下去之外，就不管他們了。

最仁慈的解決之道，似乎是讓富裕的外國人盡可能地收養這些孤兒。西歐和北美的善心人士把羅馬尼亞孤兒帶回家，想盡辦法把他們養得健健康康。後來，巴黎有對夫婦發現，他們那個十個月大的羅馬尼亞養女，一個很可愛的女嬰，無法接受人家的安慰，當他們試著抱她的時候，她只會放聲尖叫[21]。溫哥華有對夫婦走進他們三歲大的養子房間裡，發現他正把剛出生不久的幼貓用力丟出窗外。德州有對父母到最後不得不承認，他們沒辦法治好五歲的養子，他們這個兒子整天盯著牆角，而且他會在三更半夜趁大家都睡著的時候，惡意攻擊其他孩子。西歐和北美輸入了依附疾患噩夢，這個噩夢是由羅馬尼亞一個殘酷成性的反社會人格者引起的，而這個人甚至已經不在人世。這些被人收養的孤兒，因爲在嬰兒期完全被剝奪了情感依附，因此很多人都失去了愛的能力。

二〇〇一年六月，羅馬尼亞的新政權下了一道禁令，禁止外國人收養本國孤兒，他們這麼做並不是出於人道關懷，而是出於政治和財政考量。歐盟在此之前才剛宣稱，一貧如洗的羅馬尼亞由於大量輸出孤兒，已經變成「販賣兒童的市場」。除非他們能夠終止政治不正確的外國人收養情況，不然羅馬尼亞不能加入已有十五個會員國的歐盟，不能加入歐盟也就意味著經濟無法繁榮[22]。羅馬尼亞希望能在二〇〇七年加入歐盟。但據

19 羅馬尼亞惡名昭彰的共產黨獨裁者，第一位羅馬尼亞社會主義共和國總統。

20 關於希奧塞古生育政策的進一步討論，參見克里格曼（G. Kligman）所著的《欺騙的政治學：希奧塞古統治下的羅馬尼亞的控制生育》（*The Politics of Duplicity: Controlling Reproduction in Ceausescu's Romania*）。

21 參見布流（P. Pluye）等人發表在《健康》（*Sant*）上的〈羅馬尼亞的胡內多阿拉、克盧日與蒂米什等地長期照護機構裡的精神與行爲疾患〉（Mental and Behavior Disorders in Children Placed in Long-Term Care Institution in Hunedoara, Cluj and Timis, Romania），以及歐康諾（T. O'Connor）和路特（M. Rutter）發表在《美國兒童與青少年精神病學會誌》（*Journal of the American Academy of Child and Adolescent Psychiatry*）上的〈伴隨早期嚴重剝奪而來的依附疾患行爲〉（Attachment Disorder Behavior Following Early Severe Deprivation: Extension and Longitudinal Follow-up, English and Romanian Adoptees Team）。

22 自從一九八九年羅馬尼亞革命以來，據信已經有大約三萬名羅馬尼亞孤兒被外國人收養。美國和西歐許多善心人士當時在電視上看到羅馬尼亞孤兒院的悲慘狀況以後，紛紛來到羅馬尼亞收養兒童，一些中間人因此發了財。羅馬尼亞希望在二〇〇七年加入歐盟，而歐盟則向羅馬尼亞政府施加壓力，促使羅馬尼亞在二〇〇一年實施一項禁令，然後又起草了新的法律。新法律試圖阻止遺棄兒童，採取了一系列支持單親和大家庭的措施，鼓勵這些人繼續養活自己的孩子。而遭到遺棄的孩子則會得到幫助，會幫他們尋找親生父母，如果這些措施都不奏效，那麼羅馬尼亞政府會爲這些孤兒尋找當地的收養人。這項新法律在歐盟的建議下起草，從二〇〇五年開始實施，但受到了美國和歐洲一些國家的嚴厲批評。

稱仍有超過四萬名兒童（相當於一座小城的人口），仍舊住在羅馬尼亞的孤兒院裡。

特別是在羅馬尼亞孤兒危機爆發以後，心理學家開始懷疑依附疾患是否可能是反社會人格的環境根源。兩者的相似處很多，而且也很明顯。有依附疾患的兒童性格很衝動，而且很冷酷無情，有時候還會對他們的父母、兄弟姊妹、玩伴和寵物暴力相向。他們有偷東西、任意破壞和縱火的傾向，他們在少年階段通常都待在拘留所裡，到了成年以後就被關在牢裡，跟反社會人格者很像。而有嚴重依附疾患的兒童，就跟有反社會人格的人一樣，都會讓我們不由自主地感到害怕。

世界各地的人都注意到這些相似處。北歐的兒童精神病學家指出有一種稱為「早期情感受挫」（early emotional frustration）的病症，他們認為這是母子之間缺乏相互聯繫所造成的，而在北歐，這個診斷名詞常用在成年以後容易發展出反社會人格疾患的兒童身上[23]。從統計數字來看，早期情感受挫和可能會讓親子更難建立情感依附的因素有關，像是早產、出生時體重過輕，以及母親在懷孕期間濫用藥物等等。

但這類研究有些設計上的小問題。比方說，某些因子（像是母親在懷孕期間濫用藥物）可能容易聯想到母親是不是有反社會人格，因此這件事情又回到了遺傳上。儘管科學家很想找到依附疾患跟反社會人格相似的證據，但「依附疾患等於反社會人格」這件事情很值得商榷，主要的問題是，反社會人格有些明顯的特徵是依附疾患沒有的，這一點沒辦法否認。依附疾患跟反社會人格很不一樣的是，這些兒童和成人不太具有魅力，或是很會處理人際關係。相反的，這些不幸的人通常都有點討人厭，而且他們也不會花心思「裝」正常人。很多有依附疾患的人都不跟別人打交道，情感表現都很冷淡、很討人厭，甚至會直接表現出敵意。這些特質讓他們沒辦法擁有反社會人格者變色龍般的靈活手腕、騙人技巧、迷死人不償命的笑容、能夠消除別人敵意的領導魅力，也沒辦法像很有交際手腕的反社會人格者一樣成功。

很多臨床醫生和父母都報告說，有反社會人格的兒童都拒絕跟家人建立融洽溫暖的關係，在情感上或生理上都有逃避的傾向。因此，這些小孩當然就罹患了依附疾患。但他們的情況跟有依附疾患的不幸兒童不同，跟家人不親，比較是有反社會人格的兒童所得到的「果」，不像使他們變成這樣的「因」。

因此，總結來說，我們大概知道反社會人格在神經生物方面有什麼缺陷。對反社會人格的研究顯示，他們大腦皮質處理情感資訊的能力有顯著的異常。可以從遺傳率的研

---

23 參見李爾（M. Lier）、甘默托夫特（M. Gammeltoft）和克努德森（I. Knudsen）發表在《北極醫學研究》（*Arctic Medical Research*）上的〈早期母子關係：針對母親與嬰兒關係干擾的早期預防性干預的哥本哈根模式〉（Early Morther-Child Relationship: The Copenhagen Model of Early Preventive Intervention Towards Mother-Infant Relation Disturbances）。

究中推斷，從神經生物學的角度來看，反社會人格的核心性格特徵最多有五〇%來自遺傳。而剩下來的原因，也就是剩下來的五〇%就模糊多了。童年受虐和依附疾患都無法充分說明環境對反社會人格（心理學家對反社會人格的定義是無法愛人、愛控制人以及毫無罪惡感）的影響。跟遺傳無關的因素如何影響反社會人格發育——遺傳以外的因素肯定有影響——這個問題依舊是個棘手的難題。下面這個問題仍然沒有解答：如果一個小孩出生時神經出了一點小問題，那麼，決定他會不會表現出發育完全的反社會人格徵兆之環境因素究竟有哪些？

文化影響

事實上，研究人員到現在都認爲，影響反社會人格的環境因素跟各種文化特徵比較有關，跟撫養方式有關的特定因素關係比較小。反社會人格或許不是童年受虐或依附疾患的產物，而是跟「一個人與生俱來的神經線路」和「一個人一輩子都得生活在其中的廣大社會」之間的交互作用有關。

這個假設肯定會讓人大失所望，因爲大規模地改變懷孕、生產或是撫養小孩的條件不是一件小事，改變一整個文化的價値和信仰體系卻是更艱鉅的工程，曠日廢時。如果原因是出在撫養兒童的措施上，我們還可以設法矯正，或許就不會那麼氣餒。但或許社會才是某些事情的眞父母，誠如威廉・勞夫・英吉（William Ralph Inge）[24]在二十世紀初所說的，「影響小孩性格最適當的時機，差不多是在他出生的一百年前。」

根據觀察記載，我們可以在各種類型的社會裡發現反社會人格者（叫法五花八門）的足跡，可以在世界各地，也可以在歷史上發現他們的足跡。我可以舉例來說明，精神病人類學家（psychiatry anthropologist）珍・墨非（Jane M. Murphy）描述因紐特人（the Inuit）[25]有一個叫kunlangeta的概念，這個字的意思是「一個『知道自己應該做什麼，但卻不去做』的人。」墨非寫道：「在阿拉斯加州西北部，kunlangeta或許可以用來形容一個人，比方說，一再地撒謊，一再地騙人，一再地偷別人東西，不去打獵，而當其他男人離開村子的時候，就勾引他們的女人上床。」因紐特人假定kunlangeta無藥可醫的，他們這個想法是不言自明的[26]。因此，根據墨非的說法，因紐特人的傳統做法

---

24 英國神學家、基督教柏拉圖主義者和倫敦聖保羅大教堂的司祭長，以敏銳的智慧和悲觀的見解知名。

25 愛斯基摩人的一支，分布在亞洲東北角和美洲北極地區的土著居民。

26 引自墨非發表在《科學》（*Science*）上的〈跨文化視角下的精神病態分類〉（Psychiatric Labeling in Cross-Cultural Perspective: Similar Kinds of Disturbed Behavior Appear to Be Labeled Abnormal in Diverse Cultures）。

是逼他去打獵，然後在沒人注意到的情況下，把這人推到海裡。

雖然，好像不管什麼地方都有反社會人格者，不管什麼年代都有反社會人格者，但有可靠的證據顯示，某些文化裡的反社會人格者比其他文化裡的少。有趣的是，在幾個東亞國家（尤其是日本和中國）裡，反社會人格者相當稀少[27]。在台灣的農村和城市所做的研究顯示，反社會人格疾患的盛行率相當低，大概從〇．〇三%到〇．一四%不等，台灣並不是沒有反社會人格者，但他們的比率遠低於西方國家平均的四%（差不多二十五個人裡面就有一個）。而令人煩惱的是，美國反社會人格者的盛行率卻在節節上升。由「美國國家精神衛生研究院」（National Institute of Mental Health）贊助的「流行病集結地區」（Epidemiologic Catchment Area）研究，於一九九一年提出一份報告指出，在進行研究之前的十五年裡，美國年輕人中反社會人格疾患的盛行率增加了將近一倍[28]。我們很難，可說是不可能用遺傳學，或神經生物學的理論來解釋這個盛行率急遽增加的現象。顯然，文化對任何群體裡反社會人格的流行與否，有很重要的影響。

多數人會同意下面這個看法，從過去的西部拓荒到當前的企業競爭，美國社會似乎容許而且鼓勵「我先」（me-first）的態度。羅伯特．海爾在著作《沒有良心》中指出：「我們這個社會開始容許某些列在『精神病態檢核表』上的特質（像是衝動、不負責任、缺乏良心等等），也開始強化這些特質，而在某些情況下，這個社會甚至把這些特質當作寶。」他的態度跟部分理論家一樣，認爲北美文化（也就是把個人主義當作核心價值）很容易孕育出反社會人格，而且容易掩飾這類行爲。換句話說，在美國，毫無罪惡感地控制其他人跟社會期望「混雜」，使得美國反社會人格疾患的盛行率，遠遠高於中國或其他講求合群的社會。

---

27 參見張（P. Cheung）發表在《文化、醫學與精神病學》（*Culture, Medicine, and Psychiatry*）上的〈一九八〇年代中國地區成人精神病流行病學〉（Adult Psychiatric Epidemiology in China in the 1980's），以及康普頓（W. Compton）等人發表在《美國精神醫學期刊》（*American Journal of Psychiatry*）上的〈跨文化精神病學的新研究方法：台灣與美國的精神疾病〉（New Methods in Cross-Cultural Psychiatry: Psychiatric Illness in Taiwan and the United States），以及胡（H.-G. Hwu）、葉（E.-K. Yeh）和陳（L. Chang）發表在《斯堪的納維亞精神病學學報》（*Acta Psychiatrica Scandinavia*）上的〈台灣精神疾患盛行率〉（Prevalence of Psychiatric Disorders in Taiwan Defined by the Chinese Diagnostic Interview Schedule），以及佐藤（T. Sato）和竹一（M. Takeichi）發表在《綜合醫院精神衛生》（*General Hospital Psychiatry*）上的〈一般診所特定精神疾患的終身盛行率〉（Lifetime Prevalence of Specific Psychiatric Disorders in a General Medicine Clinic）。

28 參見羅賓斯（L. Robins）和瑞吉爾（D. Regier）所編輯的《美國的精神病態疾患：流行病集結地區研究》（*Psychiatric Disorders in America: The Epidemiologic Catchment Area Study*），以及凱斯勒（R. Kessler）等人發表在《一般精神醫學誌》上的〈美國《精神疾病診斷與統計手冊》第三版修訂版精神病態疾患的終身與一年盛行率〉（Lifetime and 12-Month Prevalence of DSM-III-R Psychiatric Disorder in the United States）。

我相信事情有比較光明的一面，我們可能會問，爲什麼有些文化能夠鼓勵「利社會」的行爲？爲什麼有些社會對剛出生的反社會人格者能夠給予很好的薰陶？我想提出一個觀點：某些文化擁有壓倒性的信念體系，其信念體系能夠讓已出生的、情感方面有缺陷的反社會人格者在認知上得到彌補。相較於西方極端強調個人主義和個人控制的文化，有些文化（多數都在東亞）的神學觀認爲，宇宙萬物是互相依存的。有趣的是，這個價值也是良心的基礎，因爲義務感根植於與他人的聯繫感。如果一個人沒有這種聯繫感，或是沒有這方面的神經——他沒有辦法在情感上感受到自己跟別人有關聯——或許「把這種聯繫感當作信念」的文化，能夠讓他充分理解人際義務感。

但在理智上理解自己對其他人有責任，這種特質跟良心的強制性情感不一樣，但這足以讓某些人表現出「利社會」的行爲——如果這些人生活在強調個人主義，而不是強調人人都有關聯的社會裡，他們就會表現出反社會人格的行爲。雖然這些人缺乏讓自己跟其他人有密切關係的內在機制，但強調人人都有關聯的文化會不斷告訴他們，他們彼此之間的關係很密切。這一點跟西方強調個人主義的文化不一樣，我們的文化會不斷跟他們說，可以爲了個人的利益做出毫無良心的行動，有這樣的能力是天大福分。這一點解釋了爲什麼西方家庭無法挽救已出生的反社會人格者。因爲西方社會裡有太多聲音跟反社會人格者說他的行爲是正確的。

我們之前提到的人史基普，如果他出生在一個虔誠信佛的國家裡，或是信日本神道信得很虔誠的國家裡，那麼他還會殺那些青蛙嗎？或許會，也或許不會。他的腦袋還是原來那樣，但他身邊的人都很尊重生命。如果史基普生活中的所有人（包括有錢的父母、老師、玩伴，甚或他在電視上看到的名流）心態還是那樣，那麼史基普還是史基普。他就會覺得青蛙微不足道，會覺得殺青蛙沒有什麼好愧疚，他一點也不會覺得痛苦。但如果他的文化有教過他餐桌禮儀，以及如何跟別人相處（他那麼聰明肯定很精通），那麼他或許就會戒掉殺青蛙的習慣。反社會人格者一點也不在乎社交生活，但他們的確希望，而且也的確需要，打進讓他成功的社交圈子裡。

我的確是在暗指西方文化會給史基普這類小孩很不好的示範，他會認爲能夠折磨小動物，而且不會被人發現，我覺得這一點的確反映出了我們當前的困境。

冷血戰士

從整體人類社會和跨文化的角度來看，欠缺愛心和良心有沒有辦法產生任何正面的結果，或起碼是有用的事情？從某種角度來看，如果眞的有欠缺愛心和良心的人，那倒眞的有一種好處。不管受害者是青蛙或是人，反社會人格者都可以殺掉他們，而且一點也不會感到痛苦；沒有良心的人，能夠成爲不受矛盾情緒影響的優秀戰士。而幾乎所有的社會——佛教的、日本神道的、基督教的或是資本主義的——都發動過戰爭。

某種程度上，我們可以認爲反社會人格者都是社會形塑出來的，也是社會小心翼翼呵護的，因爲國家都很需要冷血殺手，從沒沒無名的步兵到創造（持續創造）人類歷史的征服者。反社會人格者是大無畏的優秀戰士、狙擊手、刺客、情報員、民團團員或是打肉搏戰的特種士兵。因爲他們殺人的時候（或是下令殺人的時候）一點都不害怕，而且完事以後一點都沒有罪惡感。顯然大多數人——大多數軍人——沒辦法那麼冷酷無情，沒有受過專業訓練，大多數正常人充其量只是個蹩腳的殺手。一個人可以注視著另一個人，然後冷靜地開槍殺死他，是很不尋常的事情。但在戰時，這種人珍貴無比。

奇怪的是，有些行動實在太冷酷無情，所以需要沒有良心的人來做，就像搞天體物理學需要智力；而搞藝術需要才華一樣。大衛．葛洛斯曼中校在他的著作《論殺人》裡所寫：「那些沒有良心、能夠肆無忌憚地殺人的戰士，不管他們是被稱爲反社會人格者、守護者、戰士或是英雄，他們就是存在，他們就是關鍵少數，而當國家處在生死存亡之秋，就不得不鋌而走險徵召這些人入伍。」

但國家也得爲提供戰場上冷血無情的殺人狂至高榮耀，而付出不爲人知的代價。我們其他人，雖然我們這些可能永遠不會上戰場的人，覺得殺了人也不會良心不安很奇怪，卻一路看著這樣的人得到這一切榮耀。從藍波（Rambo）[29]到巴格達[30]，我們的主流文化一直在頌揚殺戮——殺戮是最違背正常人良心的事情——這都成了主流文化的特色了，而這也是所有的環境因素當中最惡性的一種，對我們當中那些有反社會人格的人影響很大。有這種心智的人不見得會殺人，但有這種心智的人在殺人時，我們不見得都能覺察。

29 電影《第一滴血》（*Rambo*）中男主角的名字，由席維斯．史特龍（Sylvester Stallone）飾演，他是一名越戰退伍軍人，獨來獨往，英勇善戰。

30 伊拉克的首都。美國打過兩次美伊戰爭，一次是一九九〇年到一九九一年伊拉克和以美國爲首的由三十四個國家聯合組成的軍隊之間的一場戰爭，一般稱爲波斯灣戰爭；另一次是二〇〇三年，以美國和英國爲主的聯合部隊正式宣布對伊拉克開戰，一般稱爲伊拉克戰爭。

第八章

反社會人格者就在你身邊！

我們就像是傀儡，線控制在社會手裡的傀儡。但至少我們還認識得到、覺察得到我們是傀儡。而或許我們對這件事情的認識就是通往自由解放的第一步。

——史丹利・米爾格蘭

「我想找人談談，我爸爸入獄了。」漢娜是一個很漂亮、嘴唇很薄的女孩，今年二十二歲，她是我的新病人，她用只有蚊子聽得見的聲音，朝著右手邊的一個書架說道。過了一會兒，她直視我，看起來很害羞，然後又重複了一遍，「我需要找人談談，我爸爸入獄了。」她稍微倒抽了一口氣，彷彿說出這幾句話就已經耗盡肺裡所有的空氣，然後又默不作聲了。

所謂的治療，就是要懂得如何翻譯面前的人所說的話，而且不能以批判或是要人領情的態度看待，尤其是在對方很害怕的時候。我稍微傾身向前，雙手放在膝蓋上，設法跟漢娜眼神接觸，她正在注視擱在地上的一塊地毯，這塊地毯就擱在我們椅子中間，一塊鐵鏽色的東方風地毯。

我輕輕地說，「你爸爸入獄了？」

「對，」她邊回答邊抬起頭來看我，她對我的反應感到很驚訝，覺得我好像早就透過心電感應得悉這個消息。「我是說，他殺了人。他不是故意的，但他殺了一個人。」

「所以他現在被關起來了？」

「對。他被關起來了。」她因爲羞愧而臉紅，她的眼裡盈滿了淚水。

我總是對聆聽所產生的效果感到很不可思議。我想，這是因爲我們幾乎從來都不認眞聆聽別人說的話。我是心理醫生，所以每天都會有人提醒我，我們有多不常聽別人講話，或是我們的行爲有多不被人理解。從我這個「聆聽專業」的角度來說，很諷刺的是，在很多方面上，我們每個人對其他任何一個人都是一無所悉的。

「你爸爸入獄多久了？」我問道。

「大概四十一天了。審判期眞的很漫長。他們在審判的時候並沒有把他關在牢裡。」

「因此你覺得需要找人談談？」

「對。我不能……這實在太……令人沮喪了。我覺得我都快得憂鬱症了。而我還得上醫學院呢。」

「醫學院？你是說你九月就要進醫學院嗎？」訪談時是七月。

「對。我希望我可以不用去。」

她的淚無聲無息地掉下來，她沒有發出啜泣聲，彷彿其餘部分的她沒有覺察到自己正在哭泣。她淚如雨下，眼淚落到她白色絲質的襯衫上，形成半透明的水漬。除了這一點之外，她的舉止保持原樣，她非常克制。她並沒有把頭低下去。

漢娜很克制，我總是容易被很克制的人感動。她伸手把她烏黑亮麗的長髮撥到耳後，她的秀髮實在閃閃動人。她望向我的身後，望著窗外，然後問道，「你知道父親被關起來是什麼感覺嗎？」

「不知道，我不知道，」我說道。「或許你可以告訴我。」

因此漢娜開始跟我講她的故事，或是講她所知道的那部分。

她的父親在一個中產階級郊區的公立中學擔任校長，那個地方在另一州，波士頓以西一千英里以外的地方，漢娜就是在那裡長大。根據漢娜的說法，她的父親是一個非常可愛的人，天生就很引人注目——漢娜形容他是天生的「明星」——而且很受學生、老師以及中學附近的所有居民愛戴。他總是在忙啦啦隊表演和美式足球比賽的事情，他們家鄉的隊伍有沒有贏，對他來說會是頭條大事。

漢娜說她的父親是在美國中西部鄉下出生，而且也在那裡長大，他的價值觀相當保守。他很愛國，很希望國家能夠富強，他認爲教育和自身的進修是最重要的事情。漢娜是他的獨生女，從她能記事以來，他就告訴她，雖然她不是男孩，但她能做任何她想做的事情。女孩能做任何他們想做的事情。女孩能當醫生，漢娜能當醫生。

漢娜很愛她的父親。「他是世界上最可愛、最有道德的人。他眞的是這樣的人，」她告訴我，「你該看看那些來看我爸爸接受審判的人。他們就只能坐在那裡爲他哭泣，他們都爲他感到難過，但他們都無能爲力。你知道嗎？他們都無能爲力。」

這件兇殺案是發生在三月的一個晚上，發生在漢娜剛好放春假回家的時候，她那時候是大二的學生。那時大概是凌晨一兩點鐘，她被房子外頭發出的巨大聲響吵醒。

「我後來才知道那是槍聲。」她告訴我。她睡眼惺忪地起床，四處查看，然後她就看到她母親站在前門邊，雙手絞得緊緊的，而且在哭泣。三月的空氣從門外流進屋內。

「你知道嗎，這件事情眞的太奇怪了。我現在閉起眼睛，卻依然能夠就看到她站在那裡——風把她的浴袍吹得飛了起來——而我好像什麼事情都懂了，就在那一刻，就在我什麼都還不知道之前，所有已經發生的事情我都知道了。我知道發生了什麼事情，我知道我爸爸會被逮捕，我全都知道了。呃，這就像是噩夢裡的場景，這整件事情就像一場噩夢。你無法相信這種事竟會發生在自己的現實生活裡，然後一直想你得趕快醒來。我有時候還是會想，我應該快要醒過來了，這一切就像一個恐怖的夢。但我怎麼會在什麼事情都不知道之前，就已經知道所有的事情？我看見我媽媽站在那裡，就像……就像這一切已經發生過，就像既視感或是諸如此類的事情，實在很詭異。或者，或許不是這樣，或許這只是我現在回想的時候，整件事情看起來像這樣子。但我不確定。」

漢娜的母親一看到她就把她抓住，像是要把她的女兒從一輛即將開走的火車上拉下來，對她大喊，「別出去！別出去！」漢娜就沒出去，但她也沒叫母親跟她解釋這是怎麼一回事。她只是站在那裡，被已經嚇壞的母親抱在懷裡。

「我以前從來都沒有見過她那樣，儘管如此，就像我一直說的，這眞的很像我早就經歷過這種事情了。我知道自己最好待在房子裡面。」漢娜說道。不久以後——漢娜不確定到底過了多久——她父親就從打開的前門走進來，走到她和她母親面前，她和她母親還緊緊地抱著彼此。

「他的手上沒有槍。他把槍丟在院子裡了。」他的父親只穿著睡褲，他就這麼站在他那個小家庭面前。

「他看起來還好。有點氣喘吁吁，但我的意思是說他看起來不像嚇壞了，或是別的情況。而有那麼一秒，大概半秒吧，我覺得或許我們會沒事。」漢娜眼淚又掉了下來。

「但我實在太害怕了，所以我沒有問他到底發生了什麼事情。過了一會兒之後，媽媽放開我。她去打電話叫警察來。我記得她問我爸爸，『他有沒有受傷？』而他說，『我想應該有吧。我想他傷得很重。』然後她就走進廚房打電話叫警察來。你應該也會這麼做的，對吧？」

「對，」我說道。這並不是不需要回答的修辭性問句（rhetorical question）。

漢娜一點一滴拼湊出那天所發生的事情。在那個可怕的晚上，漢娜的母親（她總是很淺眠）先是聽到客廳裡有奇怪的聲音，聽起來像是玻璃碎了，她叫醒熟睡的丈夫。然後又出現別的聲響，漢娜的爸爸現在確信有人闖進來了，他得應付這個人，因此他就下床作準備。根據她母親後來的說法，他就著床頭閱讀燈的黯淡光線，小心翼翼地拿出臥室衣櫃裡的槍盒，打開槍盒，拿槍出來，把子彈裝上。他的妻子求他，只要打電話報警就好了。但他根本沒有回答，只用氣音命令她，「待在這裡！」此時屋子裡依舊伸手不見五指，然後他就去客廳了。

闖入者一看到他——或者更正確地說，應該是聽到他——就從前門逃出去。漢娜的爸爸追出去，朝他開槍，就像後來他的律師所形容，「不知道是走什麼狗屎運。」打中闖入者的頭部後方，那個人當場斃命，就倒在草坪和馬路之間的人行道上。而這也意謂，從技術上來說，漢娜的爸爸在街上槍殺了一名手無寸鐵的人。

很奇怪的是，很不可思議的是，竟然沒有半個鄰居從屋裡出來看個究竟。

「接下來所有的事情都很安靜。非常非常安靜，」漢娜在診療室裡對我說道。在漢娜的母親打電話報警後，警察很快就來了，然後又來了一些人和一輛沒有鳴警笛的救護車。最後，她的爸媽就被帶去警察局了。

「我母親打電話叫她姊姊和我叔叔那天晚上過來陪我，就好像我突然又變回小女孩了。但他們根本沒幫上忙。他們很歇斯底里。我想我那時大概是嚇呆了。」

第二天，還有接下來幾個星期，這件事引起當地媒體很大的關注。槍擊案發生在一個相當安寧的中產階級郊區。開槍者是普通的中產階級男人，過去從來沒有使用暴力的歷史。他沒有喝醉，沒有嗑藥。而死者是一個人盡皆知的重罪犯，一個有毒癮的人，而就在他被槍殺之前，他才剛從窗戶闖進一戶人家裡。沒有人（除了檢察官以外）懷疑他並不是強盜，或是懷疑漢娜的爸爸並不是因爲他是闖入者，所以才追出去槍殺他。

這是有關被害人權利的案件；這是有關槍枝管制的案件；這是有關「對犯罪採取強硬手段」（get-tough-on-crime）[1]的案件，這個案件明確指出「自警團」（vigilante）[2]的危險性，這個案件或許也明確指出擁屋戶應該擁有更多權利。「美國民權聯盟」（ACLU）[3]很氣憤，而「全美步槍協會」（NRA）[4]甚至更氣憤。

誠如漢娜所言，這是一場漫長的審判，然後是上訴和另一回漫長的審判。最後，漢娜的爸爸被判犯了蓄意謀殺罪（voluntary manslaughter），判處最高徒刑十年。律師說應該「只」會坐兩三年牢才對。

中學校長因為在自家門前的草坪上槍擊闖空門的強盜，而被判十年徒刑，這條新聞引起強烈的反應。抗議從四面八方飛來：判決違反憲法。判決違反常識和自然法（natural law）[5]。這個被判有罪的男人是危險的自大狂，也是違反人權的人；他是美國英雄，也是誓死保衛家園的人；他是兇暴的瘋子；他是裝可憐博取同情的人。

這件風波過了以後，漢娜繼續上學，她每一科都拿A，還申請醫學院，這是她爸爸堅持要她做的。「他只是不希望我的人生被這些『蠢事』毀了。他這麼說。」

儘管漢娜的父親出了這種事情，但漢娜申請的每一家醫學院還是幾乎都錄取她。她告訴我，「就是這件事情讓我進去的，他就是我能進去的原因。」

漢娜敘述完之後，伸手在皮包裡翻找，找到一張面紙後，就拿那張面紙來擦臉頰，吸襯衫上的水漬。就在她視線所及的範圍內，就在她左手手肘旁邊的小桌子上，就有一盒面紙。但她竟然沒有發現，反而在皮包裡找面紙。

「所以你知道我並不眞的需要『治療』了吧。但我眞的很想跟人談談。我就要上醫學院了，我眞的不想這時候得憂鬱症。我不知道。你覺得我來看你對嗎？」

我對漢娜的故事很好奇，我也很喜歡她的舉止，我很同情她，我也坦白跟她說了。我不知道她能從我這邊得到多少幫助，她之所以來找我這個專治心理創傷的心理醫生，是因爲她曾經在報紙上看過我的名字，我們約好，那一陣子一星期見一次面。她最後決定上的醫學院在波士頓，而且在母親強烈的要求下，她大學畢業後就馬上搬到東部來，

1 這是美國一九八〇年代雷根總統執政時所提出的一個打擊犯罪的政策。
2 一個美國才有的組織。自警團本來是美國地方上在沒有充分法律保護下爲了自衛而組織的民間機構，用意無可非議，但是這種組織的出現與存在本身在法律上是個極大的矛盾：它一方面出於正當的自衛和保護的動機，但另一方面又「把法律拿到自己的手中」而埋下不顧法律、濫用暴力、滋長私刑的種子。
3 即American Civil Liberties Union，一九二〇年由羅傑・鮑爾溫（Roger Baldwin）等人在紐約市成立的組織，以維護美國憲法中的自由權利爲主要目標。
4 即National Rifle Association，美國最大的支持私人擁有槍械的組織，成立之始以推廣射擊運動爲目的，近年來成爲擁護憲法第二修正案、私人有權武裝的最大力量。
5 哲學家和法學家所用的術語，通常指人類所共有的權利或正義體系。

這樣她在開學之前就能夠「安頓下來」，而且還能遠離家裡那些亂七八糟的事情。她母親覺得她丈夫的事情對她女兒「有很負面的影響」。我很少聽到這麼奇怪的說法，但我跟漢娜保證，她來看我是對的。

她走了以後，我在診療室裡踱了一兩分鐘，我從窗戶往外看，外頭是波士頓的後灣區（Back Bay），然後走去翻報紙，桌子上很凌亂，然後我又回到窗前。當我跟病人談完，當病人跟我說了很多事情，但並沒有盡情宣洩的時候，我通常就會這麼做。我在踱步的時候並不是很關心「什麼人」、「什麼事情」、「什麼時候」以及「什麼地方」等等很正當、很制式的問題，我更關心「爲什麼」——這個心理學最常問的問題。

漢娜沒有問原因，像是「我父親爲什麼要開槍？他爲什麼不放過那個人？」我想了很久，從情感上來說，她沒辦法問這個問題，因爲答案或許會讓人難以承受。她和父親的關係岌岌可危，或許這就是她需要我的原因，她需要我協助她找出這個問題的答案。或許她父親一時失去理智，不小心開了槍，而「不知道是走什麼狗屎運」——就像律師說的——就射中了闖入者的頭，害他喪命。或者，或許她的父親眞的相信家人有危險，而他的保護本能就主導了一切。或者，或許漢娜的父親，這個一家之主，這位中學校長，這個普通的中產階級，天生是個殺人兇手。

在接下來的治療裡——從夏天持續到秋天（那時漢娜都已經開學了）——她跟我講

了更多她父親的事情。我從事的這個行業，通常會讓我聽到病人講他們這輩子的許多行爲和事情，病人自己對這些行爲或事情都很習以爲常，可是對我來說，這些行爲或事情聽起來都很不正常，而且都大有問題，我很快就發現漢娜的情況也是如此。她描述她父親時，雖然她覺得都是微不足道的事情，可是這些事情卻讓我拼湊出一個冷酷無情者的圖像，他的行爲很邪惡，而且他很愛控制人，這讓我不寒而慄。此外，我也越來越能夠理解，爲什麼我這個絕頂聰明的病人會看不清父親的眞面目。

我發現漢娜的父親把他漂亮的老婆、高成就的女兒當成戰利品，而不是活生生的人。當她們生病，或是因爲其他原因而陷入困境的時候，他就會完全不管她們。她爸爸對她很冷酷無情，但漢娜並不是這麼看她爸爸。

「他眞的很以我爲榮，」她說道，「我總是如此認爲——因此他無法忍受我犯錯。我上四年級的時候，我的老師有一次寫了一張條子送到我家，說我沒有做功課。我爸爸看到那張條子之後，整整兩個星期不跟我講話。我之所以知道有兩個星期，是因爲我有一本小日曆——這本日曆應該還在，但現在不知道丟到哪兒去——我把他不跟我講話的日子做上記號，這就好像對他而言，我突然就不存在了似的，這種情況很恐怖。哦，還有一個例子，這個例子很適合拿來講，這個例子比較近期：那時我已經上中學了，就是上他當校長的那間中學，我的臉頰受了傷，留下一塊又大又醜的傷疤。」她指了指她肌膚上一處地方，但上面什麼痕跡都沒有。「他有整整三天一個字都沒有跟我說，甚至也沒正眼看我。他眞的是一個完美主義者。因此當我有什麼地方出錯的時候，他就無法忍受。這有時候會讓我覺得我自己很差勁，但我想我多少能夠理解他的心情。」

漢娜描述她小時候，她的母親有一次病得很重，在醫院裡住了快三個星期。漢娜認爲她母親得了肺炎，但她說，「我那時候太小了，所以我對這件事情沒什麼印象。」漢娜的阿姨在她母親生病期間有帶漢娜去探望。但她的父親在她母親住院期間連一次也沒去看過她，而當她母親出院回家後，他就大發雷霆、坐立難安，因爲他擔心他這個蒼白虛弱的老婆——「或許無法恢復原有的美貌」——用漢娜的話來說。

至於漢娜的漂亮媽媽，「眞的沒什麼好說的，」漢娜告訴我。「她很溫柔婉約。她總是無微不至地照顧我，尤其是在我小時候。她喜歡蒔花弄草，而且她很熱心公益還有諸如此類的事情。她眞的是一位善良甜美的大家閨秀。對了，她高中的時候還是『校友同學會之后』（homecoming queen）[6]呢。爸爸很喜歡告訴人家這一點。」

我問漢娜，她媽媽對她爸爸對她不理不睬有何反應，她說道，「我不知道。我的意思是說，老實說，如果我是我媽，有很多事情都會讓我很生氣，但她從來都不說出來。她就只是過她自己的日子。就像我前面說過的，她是溫柔婉約的大家閨秀——如果你問認識她的人，我想他們或許就會這麼告訴你——而且我覺得她從來都不是很會維護自己的權利。她當然從來都沒有違抗過我爸爸。她是十全十美的淑女。她唯一的小缺點——如果這可以稱爲缺點——就是虛榮。她眞的美如天仙，我想她也知道這一點，因此她花了不少時間在弄她的頭髮和身材這些東西。我想她應該是認爲，美貌是她此生唯一的武器吧，這麼說應該挺合理的。」漢娜疑惑地望著我，我點點頭表示我了解她的意思。

「但我也得替我爸爸說句公道話，他眞的對我媽媽很不錯。他不在的時候就會送花給她，他總是會跟她說她有多美。我想這類事情對她肯定很重要吧。」

「他不在的時候就會送花給她？」我問道。「他去哪裡了？」

當我問出這個問題的時候——「他去哪裡了？」——漢娜原有的鎭靜動搖了。她在椅子上挪了挪，有好一陣子都沒講話。最後她答道，「我眞的不知道。我知道聽起來很站不住腳，但我眞的不知道。有時候他晚上會很晚回來，或是消失一整個週末。然後媽媽就會收到花——我是說，她眞的都是在這種時候收到花的。這種情況實在太奇怪了，因此我試著假裝沒有這件事情。」

6 美國學校有個習俗叫「校友同學會日」（Homecoming Day），在那天同學的家長都會來學校一起聚會促進彼此的感情，在那天晚上通常學校都會安排一場派對，在那場派對最後就會選出一位「校友同學會之后」，就是大家公認漂亮人緣又好的女孩。

「他的消失很奇怪嗎？」

「對，嗯……我是這麼覺得啦。我不知道媽媽是怎麼想的。」

「你有猜過他去哪裡嗎？」或許我追問得有點太急躁，但這似乎是重要的關鍵。

「沒有。我總是想要假裝沒有這件事。」她重複一遍，又開始研究我的書架。

接下來那個星期，我問漢娜一個很重要的問題，我問漢娜她爸爸有沒有對她，或她母親施以身體上的暴力。他有打過她們嗎？她露出喜色，很熱切地答道，「哦，沒有。他從來沒有。我無法想像他會做出這種事情。事實上，如果有人敢傷害我或媽媽，我想他會殺了那個人。」我等了一會兒，等著看她自己說出口的話，會不會對她產生什麼衝擊，但她好像沒有受到任何影響。她又挪了挪椅子，彷彿爲了強調她剛剛所講的答案，就接著說，「沒有。他從來都沒有打過我們。從來都沒有發生過這種事情。」

她對她的答案很滿意，不知怎麼地，我傾向於相信她的話，我傾向於相信她爸爸沒有對家人施以身體上的暴力。但我治療受過心理創傷的倖存者超過二十五年，我早就知道，被打其實是被施暴的人比較能夠忍受的一種方式。

我換種方法問，「我知道你很愛你爸爸，我知道你現在需要牢牢抓住這份愛。但所有的人際關係都或多或少存有問題。難道他沒有什麼事情是你想要改變的嗎？」

「對，你說得完全正確。而且大家眞的應該同情他，特別是此時此刻……」她停頓了一會兒，然後伸過脖子去看她身後的門。接著她又回過頭來，注視了我很久，彷彿在猜測我的動機，然後她終於開口說，「可是，既然你想知道我希望改變他什麼事情，我想我確實有希望他改變的地方。」她乾笑了幾聲，然後臉整個刷紅了。

「什麼事情？」我盡可能就事論事地問道。

「這件事情很可笑，眞的。這實在，呃……有時候他會調戲我的朋友，而這讓我覺得很困擾。事實上，現在我可以大聲說出來了，這件事情實在太荒謬了。我覺得這件事情不應該如此困擾我才對。但確實讓我很困擾。」

「他調戲你朋友？你這麼說是什麼意思？」

「從我初中以後，他多多少少……我有一些朋友長得眞的很漂亮。當中有一個特別漂亮，她的名字叫喬琪亞……嗯，反正他會調戲她們。他會對她們拋媚眼，毛手毛腳或呵癢。有時候他會講一些我覺得是在挑逗的話，像是說『喬琪亞，你今天沒戴胸罩啊？』等等的，但我想我應該是誤會了。哦，天啊，我現在竟然說出來了，這件事情不應該困擾我的。」

我說道，「如果我站在你的立場，我想這件事情也會困擾我，讓我很困擾。」

「你也會困擾？」她有那麼一會兒看起來深受鼓舞，然後又垂頭喪氣，「你知道嗎？我爸爸主持的那所中學，也就是我上的那所中學，眞的有家長出面指控他對孩子

『不規矩』。我想，總共有三次吧，或者至少我聽過的就有三次。我記得有一回，學生家長眞的火冒三丈，替小孩辦轉學。在小孩轉走之後，其他人都出來挺他，他們認爲現在眞是世風日下，這麼一個大好人，就只是因爲給學生一個擁抱之類的，竟然就被指控做了傷天害理的事情。」

「你對這件事情有什麼看法？」

「我不知道。承認這件事應該會害我下十八層地獄，或是諸如此類的下場，但眞相是我不知道，我想，這是因爲我看過他做過太多容易讓人誤會的事情了。我的意思是說，如果你是校長，你走在走廊上，走在一個十六歲的小辣妹後面，然後你就摟住她的腰，你應該想像得到，當這個小孩的父母聽到這件事情時會有多火大吧。我就是搞不懂他怎麼會不明白。」

這一回，漢娜沒有要求我表示意見。她又望著書架，一語不發。最後，她連珠砲似地說，「你知道嗎？我從來都沒有跟任何人講過這件事情，我希望你不要因爲我告訴你這件事情就看不起我，但有一次有個我認識的女孩，我跟她並不是很熟，但我們上同一所學校，那個女孩跑來圖書館，在我隔壁坐下，然後開始寫紙條。她對著我微笑，然後寫道，『你知道你父親跟我說這所高中是什麼嗎？』寫完後就把紙條傳給我。我寫道，『我放棄。是什麼？』她寫道，『他跟我說，這所高中就像一家性愛自助餐廳。』她還給性愛自助餐廳這個詞加了引號。我實在太生氣，差點就哭出來，但我就只是離開那裡，接著我不知道該拿那張紙條怎麼辦，所以就把那張紙條撕成粉碎，放在我的口袋裡，我回家以後，就把那些碎紙片扔在水槽裡，點火燒了。」她一口氣說完，然後就低頭看鐵鏽色的地毯。

「漢娜，我眞替你感到難過。你眞的不應該碰到這種事情，那時一定覺得很丟臉，而且心裡一定很痛苦。但爲何你會覺得把這件事情告訴我，我就會看不起你呢？」

她用一種年輕於她二十二歲年紀的聲音答道，「我應該保守祕密。我背叛了爸爸。」

我和漢娜繼續進行治療。有很多次我們見面時，她一開始都會告訴我，她母親回家後聽到許多奇怪的電話留言。

「她有告訴你留言內容都說了些什麼嗎？」我問道。

「說了一點。她很心煩意亂，所以要弄清楚她在講什麼有點困難，但我想大概的意思是，他們指控爸爸有在賣毒品之類的事情。這件事情實在太荒謬了，可是媽媽眞的很擔心。她說他們想要放在家裡的某種『資訊』，如果不給的話，他們就要傷害他。我想他們不斷說什麼『資訊』，還有傷害他的事情。但家裡什麼都沒有啊，我是說，爸爸不在家啊。他在牢裡啊。」

「妳母親有跟警察通報這些留言嗎？」

「沒有。她怕會害爸爸惹上麻煩。」

有好一會兒，我想不出應該講什麼話來回答她，而就在我沒出聲的時候，漢娜就開口了。她說，「我知道，我知道。但這很不合邏輯啊。」漢娜醫科念完第一年的時候，她的母親大概接到了十幾通不知道在講什麼，但又很令人膽戰心驚的留言，但不管是媽媽或是女兒，都沒有跟警察通報。

五月份的時候，漢娜決定飛去跟她關在牢裡的父親會面。我們討論過她跟她爸爸會面的話，會帶給她多大的痛苦，但她還是決定要去一趟。我們對即將到來的旅行談過許多次，我設法爲她做好心理準備，包括各種她會碰到的情況，以及她在牢裡見到她爸爸時，將會產生的複雜情緒。但不管是我或是漢娜，對後來眞正發生的事情都無法先做好準備。現在回過頭看，我認爲她爸爸的心態應該是，很希望能夠有觀眾欣賞他幹出來的好事，他的想法跟史基普很像，史基普就曾經把妹妹騙到湖邊欣賞他的傑作。除了這個理由以外，我實在想不到別的理由解釋，漢娜的父親爲什麼會突然對女兒一一交代。至於漢娜，她並沒有告訴我，她是要去跟她爸爸攤牌的。或許她自己事前也沒有想到。

她回到波士頓以後，跟我說了他們見面後說的話。但我想他們應該還說了更多的事情，但下面這些事情是她願意跟我說的。她一開始的時候淚流滿面，她描述入獄探視囚犯的過程有多折磨人、有多沒尊嚴。接著她就把眼淚打住了，她用知識分子般超然客觀的態度，冷靜地告訴我後來發生的事情。

她說，「我怕他會一副可憐兮兮、被人打得很慘的樣子，但他看起來根本就不是那樣。他看起來挺好的。他看起來……我不知道，我覺得是活力充沛。他的眼睛閃閃發亮。我以前看過他這樣，但我眞的沒料到會在牢裡看到他這副模樣。我去看他，他好像很高興，他問我成績好不好。我以爲他會問我媽媽好不好，但他沒問。因此我想就不用浪費時間了，所以我就直接問他了。」

她說得好像我知道她在說什麼，但我不知道。所以我就問，「你問他什麼？」

「我問他，『爸，那個人是來家裡找什麼？』他說，『什麼人？』但我很確定他知道我在說什麼。他看起來一點也不覺得羞愧，也不覺得丟臉。我說，『你槍殺的那個人。』他甚至沒有眨眼睛。他只是說，『哦，那個人啊。他只是來找幾個名字。但他沒有找到。你放心好了。』」

漢娜講這些話的時候並沒有看我。但她現在抬起頭來看我，然後說，「史圖特醫生，他的表情……就好像在談什麼很好玩的事情。我當時很想一走了之，但我沒走。」

「我不知道你是去問他這個的。你眞是太了不起了。」

「眞是太可怕了，」她好像沒有聽到我的稱讚，繼續說道，「所以我說，『所以你認識他嘍。』然後他說，『我當然認識他。我爲什麼要殺一個素不相識的人？』然後他就開始笑。史圖特醫生，他就捧腹大笑。」

她說話的時候依然正視我，她是用很淡定的態度在談論這個話題，「接著我就說，『你有捲入海洛因之類的事情嗎？』他沒有直接回答。只是跟我說我很聰明。你能相信嗎？他說我很聰明。」她搖搖頭，然後沉默了好一會兒。

最後，我催促她講話。我問她，「漢娜，你有問他別的問題嗎？」

「有。我有，我的確有問他別的問題。我問道，『你有殺過別的人嗎？』你知道他怎麼回答嗎？」然後她又不說話了。

過了一會兒之後，我答道，「不，我不知道。他怎麼回答？」

「他說，『這是第五個。』」漢娜直到這時又哭起來，沒有任何克制。她的悲傷突如其來，是爲了那個她過去以爲存在的父親而哭，這讓我想起了愛默生（Emerson）[7]的一段話，他說，「失去一個人有很多方式，而死亡則是其中最慈悲的一種。」

她哭了很久，但我反而放心了，因爲我知道等她哭完以後，她就能夠把心思拉回到自己的安全問題上。她拿了好幾張面紙把臉擦乾淨，接著她望著我，用平穩的聲音說，「律師快把他弄出來了。我該怎麼辦？」

我用一種不同於平時的暴躁語調答道，「你得保護你自己，漢娜。」

好人們如何對付反社會人格者？

反社會人格者並不是少之又少。相反地，他們占了人口一定的比率。雖然漢娜的經驗相當個人，但對住在西方世界的人來說，不可能一輩子都碰不到反社會人格者。

反社會人格者經驗情感的方式跟你我有很大的不同，他們絲毫感受不到愛，也感受不到跟其他人之間的正面情感連結。由於他們感受不到這些情感——這一點實在很令人難以想像——因此他們的人生就簡化成一場試圖控制他人，無止境的遊戲。反社會人格者通常不會使用身體上的暴力，他們比較喜歡藉由到商界闖蕩，或是從事專門職業，或是從政來「贏」過別人，或是藉由吃軟飯的方式剝削一個人，就像西妮的前夫路克。

目前，反社會人格還是「無藥可醫」；而且，反社會人格者根本就不希望被人「醫治」。事實上，某些文化，特別是我們西方文化，還會積極鼓勵反社會行爲，包括暴力、謀殺和發動戰爭等等。

大多數人都很難接受這些事實。他們會很反感，他們會覺得很不公平，他們會很害怕。可是「了解，並且接受這個世界上就是有這些人」。是對付日常生活中碰到的反社

7 美國著名的思想家、散文作家和詩人。

會人格者的十三條規則裡的第一條。我會告訴漢娜這樣的病人這幾條規則，我也會告訴其他想要保護他們自己以及他們所愛的人的人。

十三條規則——對付生活中的反社會人格者

一、最高首則——必須承認有些人就是沒有良心。

這些人通常長得都不像查爾斯・曼森或是佛瑞吉族（Ferengi）[8]酒保。他們長得就跟我們一樣。

二、在自己的直覺和權威角色（教師、醫生、領袖、愛動物的人、人道主義者、家長）之間，選擇聽從直覺。

不管你願不願意，你其實一直在觀察人類的行為，而那些沒有經過篩選的印象，雖然好像太大驚小怪，但都是你的好幫手。不用別人告訴你，你一開始的直覺就很清楚誰有良心、誰沒有良心。

三、把「事不過三」這條原則當作指導方針。

考慮跟一個人建立新關係的時候，拿「事不過三」原則檢視這個人的主張、承諾和他所負的責任。一個謊言，一個沒履行的承諾，或是一個沒有盡到的責任，或許是我們誤會。但兩個謊言，或是兩個沒履行的承諾，或是兩個沒有盡到的責任，就是很嚴重的錯誤。但如果是三個，就表示你碰到騙子，是沒有良心最主要的一個行爲。趕快停損，趕快脫身。趕快離開。雖然很難，但總比日後離開來得容易，而且代價也小多了。

千萬不要把你的錢、你的飯碗、你的祕密或是你的感情送給一個「事會過三」的人。你那些珍貴的禮物會白白浪費掉。

四、質疑權威。

再說一次，請相信自己的直覺和焦慮，尤其是在有人宣稱控制別人、施加暴力、發動戰爭或是其他違背你良心的作爲，是解決某些問題的最佳解決辦法時。就算你身邊的人都不再質疑權威時，特別是在這種時候你更要質疑權威。你就朗誦一遍史丹利・米爾格蘭教我們的事情：十個人裡頭至少有六個人會盲目服從官方權威。

好消息是，社會支持讓人更敢挑戰權威。所以也請你鼓勵你身邊的人質疑權威[9]。

8 出自「星艦」（Star Trek）系列影集（美國收視率極高的科幻影集，拍過許多版本，台灣引進的一個版本以「銀河飛龍」爲名）角色，他們是一群貪婪、猥瑣的太空商人。

9 參見布雷斯所編輯的《服從權威：當前對米爾格蘭典範的觀點》。

五、提防拍馬屁。

人人都愛聽讚美，尤其是出於他人眞心的讚美。相較之下，諂媚就是在欺騙我們。諂媚很假，而且跟操縱脫不了干係。用諂媚來操縱人，有時候會造成嚴重的災難。你得經常反省，小心提防人家拍你馬屁。

這條「拍馬屁」規則不僅適用於個人，也適用於群體或甚至全國上下。從古至今，戰爭的起因包括了有人奉承說，靠我們個人的力量就能夠贏得勝利；讓這個世界變得更美好，就能夠贏得這場道德戰爭，就能夠贏得這場正義的戰爭。從人類有歷史記載以來，最重要的幾場戰爭都是因爲這類原因而發生，衝突各方都會訴諸這類原因，而所有語言中最常用來形容戰爭的是「神聖的」，比方說，這是一場「聖戰」。我們可以輕易得出一個結論：如果各國人民都能夠識破這個大馬屁，那麼天下就太平了。一個人如果被想要操縱他的人吹捧得輕飄飄，他很有可能會做出愚蠢的事情，同樣地，如果我們的愛國心被諂媚搞得很膨脹，那是很危險的。

六、如果有必要，請重新定義你對尊敬的看法。

我們常常混淆害怕跟尊敬，我們越怕某個人，就越覺得他值得我們尊敬。

我養了一隻斑點紋的孟加拉貓，名叫「肌肉男」，這個名字是我女兒還在學步時幫牠取的，因爲這隻貓還是隻幼貓的時候，看起來就像職業摔角選手。牠現在已經長大，牠長得比土貓大多了。牠令人畏懼的爪子跟牠「亞洲種美洲豹紋貓」（Asia leopard-cat）祖先的很像，不過牠的性情卻很溫和、很愛好和平。我的鄰居家來了一隻小花貓，牠是來暫住的。這隻小花貓的領導魅力很強大，而且很會用邪惡的眼神瞪其他的貓。只要牠來到離肌肉男五十英尺左右的地方——肌肉男有十五磅，而這隻小花貓只有七磅——肌肉男就會嚇得蜷縮起來，對牠必恭必敬。

肌肉男是一隻很漂亮的貓。牠很溫柔，很惹人憐愛，很貼心。但是，我相信牠的一些反應比我更原始。我希望自己沒有把害怕跟尊敬搞錯，因爲我搞錯的話，就表示我也是受害者。我們就善用自己的大腦，克服我們會屈服於掠食者的動物天性吧，我們才能夠解開反射性地連結焦慮和敬畏的糾結。在完美的世界裡，人類的尊敬是自發性的反應，而我們只會尊敬那些堅強、仁慈而又有道德勇氣的人。會用恫嚇我們爲手段，以獲取好處的人不可能得到我們的尊敬。

對群體和國家來說，把尊敬和恐懼劃分開來是更重要的事情。經常拿可能發生犯罪、暴力事件或是恐怖主義這種事情來提醒我們、威脅我們，然後利用我們被放大的恐懼，以取得支持的政治人物（不管是小政客或是地位崇高的大政客），這些人不是正當的領導人，可能只是用花言巧語騙人的大騙子。從人類歷史來看，這個事實千眞萬確。

七、不要跟他們糾纏不清。

陰謀詭計是反社會人格者的一個工具。你得抵抗誘惑，別跟有魅力的反社會人格者競爭，你得抵抗想在智力上勝過他們的誘惑；你得抵抗想給他們進行精神分析的誘惑，你甚至得抵抗跟他們開玩笑的誘惑。這麼做除了會降低你的水準，還會把你的心思從一件更重要的事情上移開，這件事情就是保護你自己。

八、保護自己的最好辦法就是避開反社會人格者，拒絕跟他們接觸或是溝通。

心理學家並不常建議人家遠遠避開，但在這種情況下，我經過審愼的考慮之後，允許有例外。如果你已經辨識出誰是反社會人格者，對付這個人只有一個辦法，就是不許他進入你的生活裡。反社會人格者根本不遵守社會契約，因此跟他們建立某種關係或是「社交活動」（social arrangements）很危險。你得趕緊把他們趕出你的人際關係和社交生活之外。你不會傷害任何人的情感。雖然這麼說很奇怪，反社會人格者可能會假裝他們受到很嚴重的傷害，可是反社會人格者根本就沒有這類情感，因此無從傷害起。你或許永遠無法讓你的家人或朋友了解，你爲什麼要避開某個人。辨識誰是反社會人格者很難，就算辨識出來了，跟別人解釋這件事情甚至更難。不管怎麼說，你就是得避開這種人。如果你沒辦法完全躲開他們，那就要想方設法盡量躲開他們。

九、質疑自己的婦人之仁。

我們應該尊重仁慈而又有道德勇氣的人。同情雖然是一個極爲珍貴的情感反應，我們會同情無辜而且眞的在受苦，或是遭遇不幸的人。反過來說，如果你發現自己經常同情一直傷害你，或是傷害他人的人，而且這個人又很會裝可憐，那麼這個人是反社會人格者的機率接近百分之百。

有件事情跟這一點有關，建議你好好質疑在所有情況下，都得表現得「彬彬有禮」的欲求。對我們這個文化裡的正常成年人來說，表現出所謂的「文明行爲」就像是反射作用，我們通常會發現，就算是在有人激怒我們，就算是在有人一再欺騙我們，或是暗中傷害我們的時候，我們還是會習慣表現出客氣有禮的態度。反社會人格者會因爲我們在被人欺負，竟然還會習慣表現得客氣有禮而獲益良多。不要害怕對人不客氣。

十、不要嘗試彌補已經無法彌補的事情。

第二次機會（第三次機會、第四次機會、第五次機會）要留給有良心的人。如果你應付的是一個沒有良心的人，你得知道怎麼使勁嚥下、認賠殺出。

我們大多數人都需要學會一個很重要的人生教訓，那就是不管我們的立意有多良善，我們都不能控制其他人的行爲，遑論改造他們的性格結構（character structure）。我們得學著不去控制人，而且也要避免被沒有良心的人控制。如果你不想控制人，而是想「幫助」人，那就要幫那些真的希望得到幫助的人。我想你會發現，反社會人格者並不包括在其中。反社會人格者的所作所爲並不是你的錯，並不是你造成的。因此，替他們贖罪，或是矯正他們也不是你的使命。你的使命是過好自己的日子。

十一、千萬不要出於同情，或其他理由，而同意幫反社會人格者隱瞞真面目。

「請不要說出去。」說的人通常不是一把眼淚一把鼻涕，就是咬牙切齒，這是竊賊、虐待兒童的人，以及反社會人格者最愛用的一招。別被這些話迷惑。你應該警告其他人，而不是替反社會人格者保密。

如果有個沒有良心的人堅稱你「欠」他，你就回想現在讀到的這一段話：「千百年來，『這是你欠我的』就是反社會人格者的標準說詞，就算到現在也還是這樣。」拉普斯欽就是這麼對俄國皇后說的。漢娜的爸爸在他們談完之後也是這麼跟漢娜說的。

我們通常會認爲「這是你欠我的。」很有說服力。但這句話是錯的，不要理會它。此外，也不要理會「你就跟我一樣」這句話。你跟他不一樣。

十二、保護你的靈魂。

別讓某個或是一群沒有良心的人說服，使你相信這個世界上沒有人道存在。大多數人都有良心，大多數人都能夠去愛人。

十三、好好活著就是最好的報復。

尾聲

我偶爾還會跟漢娜見面。她父親已經假釋，但過去六年來，她都沒有去看他，甚至沒跟他說過一句話。這件事情讓她很傷心。她母親已經跟她父親離婚了，並不是因爲他那些暴力犯罪活動——漢娜的母親和其他人依然拒絕承認她爸爸幹過那些事情——而是因爲，她抓到他跟以前的學生上床，那個學生才十九歲。

爲了證明她有這個聰明才智和實力，她以優異的成績念完了醫科。但她很快就發現一個明顯的事實，當醫生是爸爸對她的期望，並不是她對自己的期望，因爲她爸爸認爲當醫生能夠享有崇高的名望。儘管有很大困難，但漢娜還是設法保有親近值得她愛，和值得信任者的能力，她也設法保有那一本正經的幽默感。比方說，當她從醫學院畢業以後，她告訴我說，她發現父親的作爲根本就不符「醫師誓言」[10]：首先，不傷害病人。

她申請了好幾家法學院，而且也都被錄取了。她決定進一家專精於辯護和人權的法學院進修。

10 這裡指的應該是「希波克拉底誓言」，這是傳統以來西醫教育體制中每個醫學院畢業生進入臨床服務前必須宣誓的一段誓詞。

第九章

良心的起源

爲什麼動物，不管是哪一種動物，都會選擇犧牲自己的性命來救助其他同伴的生命？

——路易士・湯瑪斯（Lewis Thomas）[1]

雖然我們都很清楚大自然是「腥牙血爪」（red in tooth and claw）[2]，但爲什麼我們所有人都不是漢娜她爸爸那樣的殺人兇手？爲什麼我們大多數人，在大多數情況下，都會根據第七感來行事，而我們的第七感都會叫我們不要殺人，就算我們能夠因爲殺人而得到好處也不行？還有一個比較沒那麼嚴重的問題：爲什麼在我們偷東西，或是撒謊或是傷害別人的時候，我們通常都會覺得很有罪惡感呢？

我們已經討論過反社會人格的成因，所以還得討論另一個像是雙胞胎般的問題才公平，這個問題就是：良心是怎麼形成的？從某種角度來看，這個問題不僅僅是反社會人格成因這個問題的雙胞胎；也是更重要、更棘手的問題。自從達爾文在一八五九年發表了《物種原始》（*The Origin of Species*）以來，絕大多數的科學理論都認爲，所有的生物，包括人類在內，都是根據物競天擇的法則演化而來。根據這條法則——大家常稱呼這條法則爲「叢林法則」——任何能夠促進生物生存，或繁衍的特徵（這樣自己的遺傳因素就能夠綿延下去）就比較容易繼續留在這群生物裡頭。如果某個生理特質或是行爲傾向，能夠讓個體更容易生存，能夠讓這群生物不管是在什麼情況下，不管是生活在什麼樣的棲息地裡，都能一直繁衍下去、生生不息，那麼這個生理特質或是行爲傾向，就會嵌入這個物種的標準基因藍圖裡，成爲其中的一部分。

根據物競天擇法則，老虎就有爪子，變色龍就會變色，老鼠就會避開空地，袋貂就會裝死，黑猩猩就有顆大腦袋，而因為老虎有爪子，蜥蜴有保護色，老鼠會躲藏，袋貂會演戲，靈長類動物很聰明，因此牠們就能活得更久，也能養育更多後代。而且，比起沒那麼走運（也就是沒有遺傳到天然的武器、變色的技巧、有益生存的焦慮、演戲的能力或是優越的智力）的同伴來說，他們的後代就更容易存活，也能夠繁衍更多後代。

但根據這條幾乎毫無道德可言的叢林法則——這條法則適用於掠食性動物，而人類從技術上來說就屬於掠食性動物，道德感算是阻礙或限制嗎？例如，我們就想像一下，一隻很有良心的大白鯊到底能活多久？那麼，人類的良心到底經過了什麼樣的演化？

我們用另一個方式來陳述這個怪問題吧。想像有群人擱淺在一座資源有限的小島上，這座小島位在很偏僻的地方。從長遠來看，哪種性格的人比較有可能存活下來？是正直、有良心的人呢？還是像史基普這樣殘忍無情的人？是親切而有同情心的潔姬・魯賓斯坦呢，還是多琳・利特菲爾德？是西妮，還是總是只想到自己的路克？是漢娜？還是漢娜的爸爸？如果這座島上還有其他人存在，因此倖存者可以跟他們生兒育女，而由

---

1 美國醫師、研究家、作家、教師和行政人員，以幾部抒發他在生物學方面的沉思和感想的文集而聲名卓著。

2 出自英國桂冠詩人丁尼生（Alfred Tennyson）的詩句。值得注意的是，丁尼生這首詩是在一八五〇年寫的，就寫在達爾文《物種原始》出版的九年前。

於反社會人格有一部分由遺傳所決定的，如此經過好幾代的繁衍之後，這座島上的人口會不會都是沒有良心的人？接著，這些反社會人格者會不會在沒想太多的情況下，就決定要把這座島的資源全部用光，然後搞到大家全都死光光？相反地，如果這座島上還找得到有良心的人——在那座島上，生命很脆弱，而殘忍無情就能得到最多的好處——在如此嚴酷的自然界裡，他們到底要如何培育道德感？

長久以來都在研究無私的起源（可以在人類及其他動物身上找到）的演化理論家、自然主義者、社會生物學家、比較心理學家以及哲學家在研究這個問題時，似乎一直無法解決這個難題。不管我們何時仔細觀察所謂高等動物的行爲，都會看到自私的「生存至上主義」（survivalism）和「社會利益」（social interest）之間涇渭分明，而且沒辦法調和。而當然，沒有物種會比人類在這方面的二分更極端。我們會爭到你死我活，我們會教孩子跟別人一爭高下。我們出錢打仗，我們出錢製造大規模的毀滅性武器。而我們也成立慈善基金會，制定社會福利計畫，創辦遊民之家，還想辦法教孩子（我們也教他們去跟別人一爭高下）當個心地善良的人。

我們這個物種產生了拿破崙，但也產生了德蕾莎修女。但根據基本教義派的演化理論來說，德蕾莎修女根本就不可能會生下來，因爲仁愛之心和明辨善惡似乎跟叢林法則八竿子打不著。就像大衛・帕皮諾（David Papineau）發表在《紐約時報》（*New York*

Times）上，針對麥特・瑞德里（Matt Ridley）的著作《德性起源》（*The Origins of Virtue*）所寫的評論裡所說，「當我們的祖先在非洲大草原上到處搜刮食物時，如果好人老是殿後，那麼爲什麼時至今日，我們身上還有道德這種東西？」

而且無私的動物不只人類一種。湯姆遜瞪羚（Thomson's gazelles）[3]看到食肉動物的時候，會跳上跳下地吸引同伴的注意，但如此一來牠們就會降低自己生存的機會，但卻會提高同伴逃跑的機會。黑猩猩會把肉拿出來跟大家分，有時候連最心愛的水果也會拿出來分。根據生物心理學家法蘭斯・德瓦爾（Frans de Waal）的觀察，渡鴉發現屍體的時候（這件事情很重要）[4]，就會大聲叫喊通知同伴，但這樣也會把狼群引來[5]。

談到生存的時候，個體利益和群體利益之間顯然會發生衝突，這個演化心理學家稱

---

3 湯姆遜瞪羚有一種利他主義行爲：當獅子或獵豹接近時，往往會有一隻瞪羚在原地不停跳躍，向同伴發出警告。生物學家觀察到，這種非常特殊的行爲方式，只發生在最早發現危險的湯姆遜瞪羚身上。按照一般的行爲原則，最早發現危險應該最早逃跑才是最佳生存策略。但第一隻發現危險的湯姆遜瞪羚卻放棄了第一時間逃生的機會，並且以此代價向同伴報警，使自己暴露在捕食者面前。

4 渡鴉會吃狼和其他掠食性動物遺失的腐肉，以及其他找得到的動物屍體和垃圾。

5 參見德瓦爾所著的《善良的天性：人類和其他動物的對錯起源》（*Good Natured: The Origins of Right and Wrong in Humans and Other Animals*），以及德瓦爾和泰克（P. Tyack）所編輯的《動物的社會複雜性：智力、文化與個體化的社會》（*Animal Social Complexity: Intelligence, Culture, and individualized Societies*）。

之爲「利他行爲」（altruistic behaviors）的起源，有人認爲通常集中在演化的「天擇單位」（unit of selection）上。所謂的物競天擇，「擇」的只有個體嗎，或者說「擇」的有可能擴大到群體——也因爲如此，有些群體就比其他群體更容易生存？

如果「適者生存」僅適用於個體這個天擇單位，那麼「無私」這個特質的演化就很難說得通。從個體來說，如果是在荒島上，殘酷無情的史基普、多琳、路克和漢娜的父親一定比其他人活得更久，這兩件事情背後的道理是一樣的。但如果天擇的單位是群體，那麼會出現某種程度的利他行爲就說得通了。很簡單，群體是由個體組成的，而這個群體裡的個體會彼此合作、互相照應，因此比起一群只會彼此競爭的個體來說，他們就更容易生存下來。從生存的觀點來看，能夠存活的群體，是那種大家多少會團結合作的群體，而不是每個人都在爭老大、設法幹掉其他人的群體。

「群體選擇」（group selection），以及暗示我們的本性就是會團結合作的學說，在演化界裡相當有爭議。早期的群體選擇理論假設，在一開始的時候，就有許多由利他的個體所組成，而且凝聚力很強的群體（會做出示警動作的哺乳類動物、會發信號通知同伴有食物的鳥類、慷慨大方的靈長類動物等等），所以在一開始的時候，群體選擇就開始進行了。但這個假設很說不通（憑空出現一大群利他的個體），惹惱了很多學者，他們給這個假設貼上了「弱科學」（weak science）的標籤。

一九六六年，芝加哥大學的喬治．威廉斯（George C. Williams）出版了現已成為經典的教科書《適應與天擇》（*Adaptation and Natural Selection*），這本書裡提出一個觀點：群體選擇在理論上可行，但在自然界裡不可能發生。威廉斯寫道，群體或個體都不是大擇的基本單位，因為天擇眞正的單位是基因。因為生物都是透過生殖而來的（並不是通過複製技術造出來的），因此基因可說是天擇的唯一單位，因為基因確實可以自我複製。子女並不是跟他們父母一模一樣的翻版，但他們的基因確實是父母的複製品。因此，威廉斯堅稱，基因絕對是天擇最好用的一個單位。換句話說，「適者生存」指的是最適合的基因能夠生存下來（或是，更確切地說，是記錄在這些基因上頭的資訊）。威廉斯認為，個體和群體都只是基因資訊的臨時環境（temporary environment）。

十年後，也就是一九七六年，理察．道金斯（Richard Dawkins）在如今依然暢銷的著作《自私的基因》（*The Selfish Gene*）裡延伸了威廉斯的基因中心論，以及生物學家漢彌爾頓（W. D. Hamilton）的「親屬選擇」（Kin Selection）概念，後面這個概念是從個體層面——透過喚起基因的「自私」——來解釋無私行為的演化[6]。這個概念大家

6 參見漢彌爾頓所著的〈自私與利他行為的選擇〉（Selection of Selfish and Altruistic Behavior）（引自艾森堡〔J. Eisenberg〕和迪隆〔W. Dillon〕所編輯的《人與野獸：比較社會行為》〔*Man and Beast: Comparative Social Behavior*〕）。

可能都很陌生，所以我就先加以解釋。

親屬選擇指的是，如果個體不僅保衛他自己生存和繁衍的機會，也保衛其他共享某些基因構造的個體生存和繁衍的機會，那麼他基因藍圖的片段就更有發展機會，也就是說，這個個體的基因就有機會「永垂不朽」。如果他對自己的血親很慷慨，也很保護，那麼他們生存和繁衍的可能性就會提高。而他們生存和繁衍的可能性提高，就能夠增加他自己的基因留到後代的數目，因爲他跟他的親屬共有許多基因。

當然，「自私的基因」這個措辭並不表示DNA是一個能夠思考、能夠感受、有自己欲望的東西。道金斯是把「自私的基因」當作比喻。他的意思是，物種的特徵是由基因決定，而基因就能夠讓個體所想的、所感受的和所做的都是盡可能把最多的基因留在基因池裡，不管思維、感受和行爲會對個體產生什麼影響。比方說，如果我的大腦能夠讓我建立情感依附的關係，而我覺得自己跟堂（表）兄弟姊妹很親，所以我就把水果跟他們分享，雖然這麼一來我個人的壽命會縮短，但平均來說，我的基因繼續留在群體裡的機會確實會大大增加，因爲我和堂（表）兄弟姊妹有部分基因是相同的。而通過延長我的堂（表）兄弟姊妹的壽命，而投進基因池裡的基因，很有可能就包括了能夠讓我建立情感依附關係的基因。

換句話說，跟情感依附有關的基因是「自私的」，這些基因存在的目的是爲了促進他們自己的繁衍，而為了促進自己的繁衍，他們是不會考慮個體的福祉，或甚至是個體的生存。誠如巴特勒（Samuel Butler）[7]的名言，「雞蛋要製造另一個蛋，所以它要先變成一隻母雞。」

根據許多演化學家的說法，因為我們跟我們的父母、兄弟姊妹和子女共有最多百分比的基因組（genetic complement），因此親屬選擇就可以用來解釋「比起遠親或陌生人來說，我們更容易對我們的父母、兄弟姊妹和子女表現出無私的行為。」此外，親屬選擇也可以用來解釋「儘管養育子女、保護子女會消耗我們的精力，降低我們的生存機會，但我們還是會盡心養育子女、保護子女。」親屬選擇是一個很有說服力的理論，從這個理論來看，良心就是通過基因而設定的機制，這個機制是確保我們不會忽略其他和我們擁有相同基因的人。

至於我們對遠親和陌生人所表現出的良心（通過基因而設定的）——持基因中心論的演化學家提出自己的天擇版本，他們認為天擇偏愛能夠產生「互惠利他行為」，或是「非零和行為」的基因，這些行為包括了分工、交友、合作和避免衝突等等。這些行為的媒介是諸如感激、同情和良心等等情感，因此就通過基因而產生的天擇而言，諸如此

7 十九世紀英國著名的詩人兼諷刺文作家。

類的情感就有它的優勢存在。

但是，群體選擇的學說再度流行起來了，有些演化理論學家（包括戴維．史隆．威爾遜〔David Sloan Wilson〕和史蒂芬．傑．古爾德〔Stephen Jay Gould〕）在內）[8]從生物學和行爲科學的角度來思考演化問題，他們認爲演化或許不只是發生在基因這個層次上，而是發生在更多層次上。古爾德這位生物學家重新檢視了古生物學方面的證據，他主張天擇的運作是多層次的，從基因到個體到群體，甚至——特別是——到物種[9]。此外，他認爲，有些力量——包括全球性，或幾近全球性的災難在內的事件——對演化的進程有很重大的影響，而且有可能會再度影響。

天擇有各式各樣的層次，因此各個層次之間很有可能互相衝突，特別是跟利他行爲有關，或是跟諸如良心這樣的情感有關的層次。在基因還有群體的層次上，良心是適合生存的，所以天擇就讓良心生存下來。但在個體的層次上，「缺乏」良心有時候是更適合生存的。因此，自然就會持續在大多數人身上培育良心這種東西，但在另外的層次上，自然也會持續培育一小撮沒有情感依附和良心的個體。

誠如戴維．史隆．威爾遜這位演化學家所言，「因爲對群體組織做出貢獻而延續下去的行爲，和因爲破壞群體組織而延續下去的行爲，這兩種行爲有很大的差別。而這就是我們平日常講的『自私』和『無私』、『道德』和『不道德』。」[10]威爾遜指的同樣是上述那個會把人搞糊塗，但又讓人覺得很熟悉的二分：多數人都希望息事寧人，情況有需要的時候就會彼此分享，而且會和他們所愛的人生活在一起；而少數人就喜歡惹是生非，而他們的人生就是爲了控制這個目的，而不斷地跟人競爭。

因此，我們發現，就算是在最簡化的生物層次上，善惡之間的鬥爭打人類出現之前就已經存在了，而善惡之間的鬥爭最終的解決之道，取決於我們如何面對人類給這個世界帶來的艱鉅挑戰，這些挑戰包括了反社會人格的問題。我們現在才開始了解，天擇會給人類留下某種程度的利他特質，而且也會給人類留下愛的能力還有良心，起碼九六%的人是這樣。但我們目前還不知道，應該如何解決剩下那四%的人惹出來的生存問題。

8 這兩位都是知名的生物學家。

9 參見古爾德所著的《演化理論的結構》（*The Structure of Evolutionary Theory*）。

10 參見威爾遜和索柏（E. Sober）發表在《行爲與腦科學》（*Behavioral and Brain Sciences*）上的〈把群體選擇重新引入人類行爲科學〉（Reintroducing Group Selection to the Human Behavioral Science）。

漢斯的兩難

我們現在可以從演化心理學轉向到發展心理學，來看看「兒童是如何發展出良心」這個有趣的問題。良心是跟其他心智能力一樣，天生就存在於兒童的心靈裡？還是兒童得從生活裡，得靠家庭、社會或文化的教導，才能獲得或是調整這個道德感？

良心是一種情感，所以不是透過學習而來的。不過，我們可以利用良心的智慧好夥伴，也就是道德推理（moral reasoning），學到很多事情。道德推理是一個良心參與其中，而且也幫良心做決定的思考過程。如果我們稍作努力，就能夠用言詞、概念和原理來表達我們的道德推理。

喬開著奧迪車的時候，他的良心備受折磨，而且他正在進行道德推理，他正在設法搞清楚，他是應該去開那個很重要的會，還是應該回家去餵銳跑。就像我們已經知道的，良心就是建立在喬對銳跑的情感依附上的義務感。道德推理是一個過程，他用這個過程來決定他有哪些義務，以及該怎麼盡他的義務。（這隻狗會餓到什麼地步？牠會渴死嗎？哪一樣更重要，開會或銳跑？他做哪件事情才是正確的？）

這個幾乎人人都有的能力，這個會自問各式各樣道德或倫理問題（從是不是該回家餵狗到是不是該發射核子彈）的能力，是打哪裡來的？

這個道德推理的系統化研究始於一九三〇年代，最早是瑞士心理學家皮亞傑（Jean Piaget），在他一本影響力無遠弗屆的著作《兒童的道德判斷》（*The Moral Judgment of the Child*）裡分析了兒童對權威、撒謊、偷竊以及正義概念（concept of justice）的看法。他從記錄他對兒童的詳細觀察，不同年齡的兒童如何構想規範、如何玩遊戲、如何詮釋道德兩難。皮亞傑的方法論是「結構式的」（structural），也就是說，他相信人類在心理和哲學方面的發展是漸進式的，每一個認知發展階段，都是建立在前一個階段之上，而所有兒童都是依循相同順序發展這個過程。

皮亞傑描述了道德發展的兩個階段。第一個階段是「強制性的道德觀」（morality of constraint），或是「道德現實主義」（moral realism），在這個階段裡，兒童之所以遵守規範，是因爲他們以爲規範不能變更。在這個非黑即白的道德推理階段裡，幼兒認爲特定一個行爲不是絕對正確就是絕對錯誤，如果做錯事情被人發現了，就一定會受到懲罰，皮亞傑把兒童這種預期稱爲「即將發生的正義」（imminent justice）。第二個階段是「合作式的道德觀」（morality of cooperation），或是「互惠的道德觀」（reciprocity）。在這個階段，兒童認爲規範是相對的，而且在某些情況下能夠變更，而他們的正義概念也會把別人的意圖納入考慮。大一點的兒童能夠把他們的觀點「去中心化」（decenter），變得比較沒那麼自我中心，他們能夠理解道德規範的存在，不僅是爲了避免對個人造成傷害，而且還對社會的運作很重要。

勞倫斯．柯伯格（Lawrence Kohlberg）是著名的心理學家暨教育學家，他繼承皮亞傑學派的傳統，但他也受到美國哲學家杜威（John Dewey）[11]的影響，他於一九六〇年代晚期，在哈佛大學的「道德教育中心」（Center for Moral Education）進行道德判斷的研究[12]。柯伯格很有企圖心，他想證明道德發展是否真的有放諸四海皆準的階段。

柯伯格的理論建立在他對男孩的訪談上，年齡分布從六歲到十六歲，地域涵蓋了美國、台灣、墨西哥、土耳其和猶加敦半島（Yucatán）。在跟男孩訪談的時候，他會講十個故事，都跟道德兩難有關。這些故事當中最有名的一個是在約四十年前創作出來的，會讓我們聯想到當前製藥業和處方藥成本的爭議。這個故事叫做「漢斯的兩難」（Heinz's dilemma），故事如下：

漢斯的妻子得了一種很罕見的癌症，她就在垂死邊緣了。根據醫生的說法，有一種藥可以救他的妻子，是一種鐳化合物，漢斯住的鎮上，有個藥劑師最近發明出來了。做這種藥的原料很昂貴，藥劑師把這種藥定價為成本的十倍，他用這個價錢賣給客人。藥劑師買鐳花了兩百美元，然後以每劑兩千美元的價格賣給客人。漢斯跑去跟所有想得到的人借錢。儘管如此，他最後也只借到了差不多一千美元。漢斯跟藥劑師解釋，他的妻子如果沒有這種藥就會一命嗚呼，他希望藥劑師能夠賣他便宜一點，或是讓他過一陣子再把剩下的錢補齊。但藥劑師答道，「不行，這種藥是我發明出來的，我當然要好好撈一筆。」漢斯在情急之下決定鋌而走險。他闖進藥房把藥偷走，拿去醫治他的妻子。

漢斯應該鋌而走險嗎？

柯伯格感興趣的並不是兒童對「漢斯應該鋌而走險嗎？」的答案，他感興趣的是答案背後的推理過程，他記錄下他們的推理。他做了很多訪談，他根據這些訪談提出一個理論，他認爲兒童的道德發展依循一個普遍的過程，從利己的行爲到守規矩的行爲，可以稱爲道德發展的三層次。道德發展的三層次所需用到的思考模式是越來越複雜也越來越抽象，而隨著兒童的認知能力越來越成熟，前面一個層次就會被後面一個層次取代。

根據柯伯格的道德發展理論，七到十歲的兒童是處在「道德成規前期」層次（preconventional level），這個層次裡，兒童順從成人的權威，他們會遵守規範，但他們之所以遵守規範，僅僅是基於他們對賞罰的預期。柯伯格認爲幼童在「道德成規前期」的推理是很「前道德的」。對漢斯兩難這個問題最典型的「前道德」答案是，「不應該，漢斯不應該闖進去偷藥，因爲他會被處罰。」

---

11 美國哲學家、教育學家、心理學家、政治家，實用主義的主要代表人物。

12 參見柯伯格所著的《道德發展的哲學》（*The Philosophy of Moral Development*）。

從大概十歲開始，兒童就進入道德推理的「道德成規期」（conventional level），他們的行爲被別人的意見，和想要服從的欲望引導。在這個層次裡，服從權威變成一種價值，跟賞罰或更高的原則無關。柯伯格認爲，兒童在十三歲之前都是用「道德成規期」層次的推理來回答大多數的道德問題。用「道德成規期」的推理對漢斯做賊這個問題所得出的答案是，「不應該，漢斯不應該偷藥。大家都知道偷東西是犯法的。」

根據柯伯格的說法，大概從青春期以後，有些人就會從「道德成規期」發展到第三個，而且也是最高的層次，柯伯格稱爲「道德成規後期」層次（postconventional morality）。到了第三個層次，一個人必須建立抽象的道德原則，並且遵循這些道德原則來行事，而他們這麼做的目的，是爲了滿足自己的良心，並不是爲了得到別人的認可。在這個層次裡，道德推理優於社會的具體規範，無論如何，人們已經知道具體規範彼此經常會起衝突。他的推理已經注入了許多抽象的概念——像是自由、尊嚴、正義和對生命的尊重。就拿漢斯兩難來說，處在「道德成規後期」層次的人經過道德推理後，或許會堅稱人命關天，人命比錢寶貴多了，「生命神聖」（sanctity of life）是道德律法，這條律法優於社會對偷竊的規範。他或許會答：「應該，這是一個很難回答的問題，不過我可以理解漢斯爲什麼要偷藥，因爲這種藥可以救他老婆一命，況且藥劑師還爲了錢而不賣給他。」

柯伯格認爲，大多數人從來就沒有完全進入「道德成規後期」的層次，即使是在成年以後。因爲在他訪談年紀比較大的男孩和年輕人以後，他發現能夠清晰說出第三層次答案的人不到一〇%。我認爲，如果柯伯格這個看法正確，他的看法或許有助於解釋一個大家覺得很奇怪的事實：講到前述的有錢藥劑師時，大眾好像都不怎麼義憤塡膺。或許大多數人，尤其是美國人，更容易接受藥劑師對藥有專利的主張：「這種藥是我發明出來的，我當然要好好撈一筆。」重視所有權高於其他一切是「道德成規期」的一部分——或者起碼對住在北美地區的人來說是這樣的。

性別與文化

柯伯格的道德發展體系——就算是在最高的層次——遺漏了什麼樣的因素？答案是：漢斯和他妻子之間的感情。就算是跟已經演化到極致、放諸四海皆準的「生命神聖」原則來比，這個因素顯然是更私人，或許也是更令人信服的。

而柯伯格整個研究設計最主要的缺陷是什麼？最主要的缺陷是，他一開始問這些道德問題時，只問男孩子。雖然柯伯格是一個很優秀的社會科學家，但他不知怎麼地，竟然對另外一半人口視而不見。

這個疏失是在一九八二年，卡若・吉利根（Carol Gilligan）在她劃時代的鉅著《不同的語音：心理學理論與女性的發展》（*In a Different Voice: Psychological Theory and Women's Development*）裡提出來的。吉利根是柯伯格的學生，她對研究「道德發展的普遍階段理論」也有很濃厚的興趣，但她認爲柯伯格的道德層次理論內容很薄弱，對此相當不以爲然。她說，柯伯格發展出來的道德推理模式是建立在「正義倫理」（ethic of justice）上，也就是很重視「規範」，不管這些規範是具體或是抽象。吉利根認爲，柯伯格之所以只衍生出「正義倫理」，是因爲他只訪談男性，而如果他也訪談女性，那麼他就會得出截然不同的理想體系。她訪談了多位正在做人生重大決定的女性，發現這些女性考慮的是她們所關心的事情，而不是「規範」。吉利根認爲，女性是根據「關懷倫理」（ethic of care），而不是根據男性所用的「正義倫理」，來進行道德推理的。她得出一個理論，她認爲女性之所以是用「關懷倫理」進行道德推理，是因爲女孩認同的是她們的母親，而且女孩更容易獲得著重人際反應的經驗。

吉利根認爲，「關懷倫理」並不比「正義倫理」優越，而「正義倫理」也不比「關懷倫理」優越，這兩種倫理不過是發出不同的語音罷了。男性談的是對社會規範或個人規範的依附，而女性談的是對人的依附。吉利根說，女性的道德發展不僅是建立在認知能力的變化上，也是建立在感知自己和社會環境能力的變化上。

處在「道德成規後期」層次的女性，在判斷漢斯兩難這個問題時，會說漢斯跟他妻子之間的感情很重要，或許也會說藥劑師的說法很不道德，因爲在他有能力救人的時候，他竟然可以眼睜睜地看著那個人死掉。吉利根相信，處於「道德成規後期」的女性在進行道德推理時，關注的是「不要對自己或別人造成傷害」這個價值，比起像是普遍的「生命神聖」原則來說，這個價值更具體的，跟人的關係更密切，而且是更苛刻的。

幸好有卡若．吉利根，如今心理學家和教育學家已經知道，道德推理不僅僅是單面向的，而且人類的道德發展也比我們原先所以爲的更複雜、更五花八門。最近二十年來做了許多更新的研究，這些研究顯示，女性和男性在進行道德推理的時候，或許這兩種倫理——也就是「正義倫理」和「關懷推理」——都有用到[13]。這兩種不同的語音是用複雜的和聲在說話的，而性別差異會讓這個問題變得更加複雜。

我們現在也已經知道，或許道德發展並沒有放諸四海皆準的普遍階段，光是不同性別就有很大的差異。就算是在道德領域，也有文化相對論。而如果道德推理有兩個不同面向——一個正義的，一個關懷的——那麼爲什麼不會有三個面向，或是上百個面向，

---

13 比方說，參見沃克（J. Walker）所著的〈道德推理的性別差異〉（Sex Differences in Moral Reasoning）（引自科特尼斯〔W. Kurtines〕和格威爾茲〔J. Gewirtz〕所編輯的《道德行爲與發展手冊》〔*Handbook of Moral Behavior and Development*〕）

或甚至是更多面向呢？如果人類就是有那麼多不同的處境，就是有那麼多不同的價値，就是有那麼多撫養小孩的不同方式，爲什麼不會有同樣多的面向？

在做道德判斷的時候，背景和文化是很重要的，我可以舉一個例子，就是耶魯大學的瓊．米勒（Joan Miller）和大衛．博索夫（David Bersoff）所做的研究[14]。米勒和博索夫研究住在康乃狄克州紐海文市的兒童和成人，拿他們跟住在南印度邁索爾城（Mysore City）信印度教的兒童和成人來比較。他們指出，美國文化鼓勵高度的個人主義，對男孩和女孩同樣都鼓勵獨立自主、追求個人成就；而信印度教的印度文化教導的則是互相依存的概念，對男女都一樣，他們鼓吹個人永遠都跟別人有連結，而且個人野心永遠都沒有群體目標重要。

米勒和博索夫在他們有關道德發展的研究中發現，信印度教的印度人很容易把人際責任當作社會加諸自己身上的道德義務，這一點跟美國人的看法完全相反，美國人把這個重責大任當作是可以決定要不要接受的問題。比方說，父母沒辦法再照顧有唐氏症的姊姊了，這時候該不該接手照顧？美國人會認爲這是個人選擇的問題，這個決定當然有道德意涵，但這還是一個個人選擇的問題。但同樣狀況在信印度教的印度人看來，就是毫無商量餘地的道德律令（moral imperative），也就是達摩（dharma）[15]，而這也是大家都預期他應該要做的事情，如果有必要，整個家族都會聯手逼他履行這個職責。再者，印度人認爲，人際責任是與生俱來的，無論如何，大多數人都傾向於負起這個責任，這一點跟美國人的看法完全相反，美國人認爲，社會期望和個人願望幾乎永遠對立，一個人必須設法在這兩者間取得「平衡」。

美國人和印度人在信仰和早期教育方面的差異很大，因此道德推理也有很大的差異。米勒和博索夫在報告裡說，信印度教的印度人，不管男人女人，其道德都是根據「職責觀點」發展，而這個道德判斷的面向就跟「正義倫理」和「關懷倫理」截然不同。他們得出一個結論，「我們是這麼解讀所得到的研究結果，我們認爲這些研究結果，在暗示美國文化和印度文化在人際道德規範方面的發展，從質上來講是分屬兩種完全不同的類型，而這反映出這兩種文化對『自我』（self）所強調的面向大相逕庭。」

---

14 參見米勒和博索夫所著的〈日常家庭關係脈絡下的發展：文化、人際道德與適應〉（Development in the Context of Everyday Family Relationships: Culture, Interpersonal Morality, and Adaptation）（引自基連〔M. Killen〕和哈特〔D. Hart〕所編輯的《日常生活裡的道德：發展觀點》〔*Morality in Everyday Life: Developmental Perspectives*〕），以及米勒、博索夫和哈爾伍德（R. Harwood）發表在《人格與社會心理學期刊》（*Journal of Personality and Social Psychology*）上的〈印度和美國的社會責任認知：道德律令或是個人決定？〉（Perceptions of Social Responsibilities in India and in the United States: Moral Imperatives or Personal Decisions?）。

15 也就是「法」，印度教名詞，就是責任義務、無形的力量規範、人世間的規範，也就是定律。

道德判斷的過程很多，也很五花八門，而這全都是因爲有各式各樣的人類文化所造成的，但儘管如此，最後分析起來，有個東西更接近事情的核心，更深刻，而且也是比較沒那麼易變的。這個固定不變的心理元素就是我們能夠認識到，善惡這兩股道德力量之間的鬥爭是不可能和解的。我們完全能夠理解，人生就是有善有惡，而善惡之間是二元對立的，這一點似乎放諸四海皆準，這實在很令人訝異，至少社會科學家就都很訝異[16]。善和惡之間的鬥爭是永恆的，是不受文化影響的，而且不管是哪個文化裡的人，不管性別，早就都已經認識到這個近乎普遍的道德鬥爭。我會預期南印度的女人對這件事情有基本的認識，而她也會預期我對這件事情他已經有基本的認識。例如，就拿一貧如洗，最後鋌而走險的漢斯來說，我們除了會對他應該如何解決他的道德兩難（他到底應不應該鋌而走險？）做出道德判斷以外，不管哪個文化的人都會同意，漢斯願意爲他所愛的人付出一切，所以漢斯在故事一開始的時候就是一個比較有道德的人，而那個自私自利的藥劑師做的事情很傷天害理。

道德推理的理性過程——我們如何權衡道德兩難，並且決定採取什麼樣的行動——並不是放諸四海皆一致的。但我們對善惡之間的道德鬥爭，是不是存在某種一致的情感反應？也就是能夠超越我們所有差異和界線的第七感？

四海之內皆兄弟

我正要動筆寫〈良心的起源〉這一章最後一節的時候，正好是二〇〇三年九月十一日的早晨。我在工作的時候通常需要安靜的環境，但那天早晨，我打開隔壁房間裡的電視，因爲這樣能夠聽見兒童在世貿大樓遺址前念人名的聲音，那些孩子正在一個一個地念出死在那個地方的人名。那天更早的時候，我送女兒去上學，我兩年前的九月十一日也送女兒去上學。差別只在於隔了兩年，兩年前的那一天，在我送她去上學到她放學回家這段期間，整個世界就起了天翻地覆的變化。我發現情感實在太容易洶湧襲來了，雖然從那天以後已經過了兩年了。

一個人在災難發生期間會產生很多意料之外的反應，我覺得在這些反應當中更讓我感到訝異的一個反應是，我突然覺得，而且是很清楚地意識到，我跟這輩子認識的所有人都是有關聯的，這些人對我都很重要，哪怕當初的接觸只有那麼一小會兒。我對他們都很有感情。從二〇〇一年九月十一日以後，我想起了多年沒見，甚至連想都沒想過的

---

16 其他相關的研究結果與理論，參見克洛克（J. Crocker）和米勒（A. Miller）所編輯的《善惡的社會心理學》（*The Social Psychology of Good and Evil*）。

人，有些人甚至幾十年都沒見過也沒想過了。我可以在腦海裡清楚看見這些人的臉龐。我都已經不知道他們當中好多人的下落，他們跟我的生命有交集是在很久以前，但我很無助，我很想打電話給他們所有人。我想問他們現在過得好不好——我幾百年前在北卡羅萊納州上高中時的作文老師、我大學時的一個室友、我住在費城時常去的好心雜貨店老闆（這個老闆會把食物送給買不起的人）。他們現在都好嗎？那些我還找得到電話號碼的人，我就都打電話過去。我突然打電話過去時，竟然沒有半個人覺得奇怪。我們只是想確認彼此是否安好。

道德推理——也就是我們對道德兩難的思考——根本就前後不一致，也不是放諸四海皆準。道德推理會隨著年齡而不同，也會隨著性別而不同。道德推理也會隨著所處的文化而不同，也會隨著居住的地區，或甚至是所在的家庭而不同。例如，我對恐怖主義的看法，以及應該對恐怖主義採取什麼行動，或許和我鄰居的看法稍有不同，當然也和跟我隔了好幾個大洋，或其他大陸的人有很大的不同。但因爲某個奇蹟的緣故，有一件事情是放諸四海皆準的——這件事情就是，我們對其他人都有很深刻的情感依附。情感依附是大多數人身上的一部分，就存在於我們的分子裡，而這些分子構成了我們的身體和頭腦，有時候，我們會突然想起這一切。情感依附首先存在於我們的基因裡，然後不斷往外發散到我們的文化、信念和宗教上頭，這都是良心的本質。

第十章 爲什麼有良心會更好？

幸福就是思想言行和諧一致。

——甘地（Mahatma Gandhi）

如果你能夠完全擺脫良心，如果你不會有道德上的顧慮，也不會有罪惡感，你會做什麼事情？

我經常問人這個問題，典型的答案是「哦，哇，」或是「我的天啊」，然後就是一陣沉默，在這段期間，他們因爲想得太用力而把臉皺成一團，彷彿有人用他們一知半解的語言問他們問題。然後，大多數人都會笑一笑，看起來好像因爲良心對他們有很大的影響力，而覺得很難爲情，接著他們就會答道，「我不大清楚會做什麼，但我很確定，一定不是我現在正在做的事情。」

有個格外有想像力的人在「哇」和短暫的沉默之後，就咯咯地笑說：「或許我會做個小國的獨裁者吧。」他說這些話的時候，就好像這個野心比他實際上正在追求的、頗受社會認可的專業生涯更厲害，也更令人刮目相看。

如果我們沒有良心的話就會變得更厲害嗎？如果我們沒有良心的話，就會變得更幸福嗎？我們知道那群人（那群反社會人格者，他們都只顧自己）最後都會出問題。但在現實裡，在個人層面上，如果我們能夠擺脫良心的束縛，我們就會變得更幸福或是過得更好嗎？當然有時候情況確實是如此。就在我們兢兢業業地工作、老老實實地付車貸的時候，不誠實的人就掌握了權力，而強盜貴族、企業惡霸就在買著私人飛機和遊艇。但這件事情的眞相是什麼？從心理學的觀點來看，反社會人格者眞的過得比我們好嗎？或者，有良心反而讓我們過得更好？

打一開始，我們就經過天擇了（用某種很諷刺、很功利的方式），我們都被設定成會與人分享的群居動物，我們的腦部都被設定成對彼此都有情感連結，而且也都有良心。或者應該說，除了少數一些人，大多數人都是有情感連結、有良心的人。少數一些人是經過不同的天擇過程演化而來的，他們是壞蛋，他們對同胞都漠不關心，他們沒有情感連結，他們是自私自利的人。從心理學的角度來看，有良心的人和沒有良心的人，到底哪一種人過得比較好？

贏的輸面

不受良心約束的人有時候能夠取得權力和財富，起碼能夠擁有一段時間。這個觀察結果實在很難推翻。史書有太多章節——從頭幾行一直到最近幾章——都在講侵略者、征服者、強盜貴族和帝國創建者所取得的驚人成就。但這類人不是英年早逝，就是官高權重，因此就沒有人會去質疑他們的性格是不是有問題的。但從他們廣爲人知，而且也有很多證據能夠證明的行爲看來，就算我們不知道他們精神病態量表的分數，但我們還是可以假設他們有相當一部分人是沒有建立在對別人情感依附上的義務感的。換句話說，他們有些人是反社會人格者。

而更糟糕的是，殘忍無情的征服者和帝國創建者通常都會讓當時的人很敬畏，而他們在世的時候，通常都會被他們那一族的人視爲楷模。十三世紀的時候，無以計數的蒙古男孩晚上睡覺的時候，聽的都是成吉思汗的傳奇故事，這一點應該沒有人會懷疑。

性征服也是缺乏良心的人才做得出來。我們可以拿成吉思汗的子孫來當例子，成吉思汗的長子朮赤據說有四十個兒子，他從搶來的女人當中挑選最漂亮的當妃子。而挑剩的女人，還有她們的兒子，就都被殺光。成吉思汗眾多孫子當中，有一個是元朝的開創者，也就是忽必烈，他有二十二個皇子，而且每年都要地方獻上三十個處女來充實他的三宮六院。而就在我寫這些字的時候，住在過去蒙古帝國統治區域的男人，有差不多八%的Y染色體完全相同，這些人總共有一千六百萬之多。遺傳學家認爲，這表示生活在二十一世紀的這一千六百萬人身上，都印有成吉思汗於十三世紀大規模屠殺和強暴所留下的戳記[1]。

成吉思汗是反社會暴君的一個例外，因爲他並不是死於非命或是死得很不光彩。相反地，在一二二七年的時候，他是在打獵的時候從馬上摔下來駕崩的。顯然，多數幹下大規模屠殺和強暴的壞人，最後的下場不是自殺就是他殺，通常都是被憤怒的部下幹掉的，因爲他們已經受夠了。卡利古拉（Caligula）[2]是被他的近衛軍暗殺。希特勒據信是被人拿槍塞進嘴裡射殺，而他的屍體據說被人用柴油給燒了。墨索里尼被槍殺，他的屍體被倒吊在廣場上。羅馬尼亞的希奧塞古和妻子愛蓮娜是在一九八九年聖誕節的時候遭到處死。柬埔寨的波布死在一個只有兩間房間的小屋子裡，他是被過去的助手囚禁起來，他的屍體被丟在一堆垃圾和廢輪胎裡給燒了。

舉世聞名的反社會人格者大多沒有好下場，而一般沒沒無聞的反社會人格者也一樣。不管反社會人格者在精神病態量表上的分數爲何，反社會人格者顯然都是輸家。比方說，漢娜的父親把最寶貴的一切都失去了。他在五十歲的時候失去了飯碗、地位、漂亮的老婆和心愛的女兒，全都是爲了玩販賣海洛因這個小遊戲造成的，而到了最後，他很有可能會被某個不成氣候的罪犯拿槍把他的頭轟掉。至於路克，我的病人西妮那個遊手好閒的前夫，也失去了最寶貴的一切——妻子、兒子甚至游泳池。至於超級史基普，雖然他信心滿滿，自認爲無懈可擊，聰明絕頂，所以絕對不會被美國證券交易委員會之流的機構給打垮，但等到美國證券交易委員會終於著手調查他的時候，就能夠證明他既

1 參見澤傑爾（T. Zerjal）等人發表在《美國人類遺傳學期刊》（*American Journal of Human Genetics*）上的〈蒙古人的基因遺產〉（The Genetic Legacy of the Mongols）。

2 羅馬帝國的第三位皇帝，公認是羅馬帝國早期的典型暴君。他建立恐怖統治，神化王權，還做出一系列的荒唐事。

不是無懈可擊，也不是聰明絕頂。至於多琳·利特菲爾德「醫生」，雖然她的頭腦好到能夠拿一個貨眞價實的博士學位，但她還是不願老老實實地拿一個博士學位，反而四處遷徙，到一個比一個偏僻的地方招搖撞騙，一再地欺騙她嫉妒的正派好人，直到她沒有地方可去。到她五十歲的時候，四處遷徙和「無法克制自己不垂涎他人」這兩點會害她變得一貧如洗，也會害她看起來就像個七十歲的無聊老太婆。

這張沒有好下場的表還可以繼續列下去。跟一般的看法正好相反，殘忍無情到最後並不會讓人生過得更好。我們甚至可以說，有個辦法可以判斷我們覺得很有問題的人是不是反社會人格者，就是等到這人的人生差不多走到盡頭時，看看他有沒有把自己毀掉，不管是部分或是全部毀掉。她有你渴望擁有的東西嗎？還是說她反而很孤獨無依、很筋疲力竭，而且很討人厭？我們一定會很驚訝，他們竟然這麼就毀掉了。

從我們開始記載戰爭、占領和大規模屠殺以來，歷史學家通常都會提到，某一類會造成重大災難、毫無道德的惡棍好像會一再地出生。一旦我們擺脫了一個，另一個又在地球上的某處冒了出來。從族群遺傳學的角度來看，這件怪事或許蘊含了某種道理。而且，因爲我們並不了解這些人，因爲他們的心理結構跟我們有很大的不同，所以我們通常都辨認不出他們，也沒辦法阻止他們，只能等他們把自己毀掉。但就像甘地指出的：「他們終究難逃失敗。認眞想想，永遠都是這樣！」

就算是在比較小的群體內，這個現象也會發生。沒有良心的普通人會為他們的家人或社群裡的人帶來很大的痛苦，但到最後，他們的下場通常都是自我毀滅。流落到孤島上的反社會人格者或許能夠控制幾個人，或許還能夠散播他們的一些基因，但到最後，他們的下場很有可能就是被倒吊死在樹上。

他們終究難逃失敗，部分的理由相當明顯，尤其是在暴君（像是墨索里尼或是波布）的例子裡，他們都是被憤怒的部下殺掉或是弄到殘廢。如果你壓迫了夠多的人，如果你劫掠了夠多的人，如果你強暴了夠多的人，最後，當中的一些人就會聯合起來對付你，替他們自己報仇。我們也可以從多琳那個比較沒那麼史詩般的故事中看到這一點。她被發現的可能性很小，但最後她惹到不該惹的人。但還有別的理由，這些理由比較沒那麼明顯，這些理由跟其他人的憤怒沒有關係，是跟反社會人格者的心理有關。

第一個理由是無聊，這個理由相當清楚明白。

就只是爲了無聊？

雖然我們全都知道無聊是怎麼一回事，但大多數的正常成年人並不會經常體驗到無聊得要死的感覺。我們會壓力很大，我們會很忙，我們會很焦慮，但我們很少會無聊得要死，有部分是因爲我們實在壓力太大、太忙、太焦慮。我們沒事做的時候，通常會覺得這樣我們就可以好好休息一下，沒事做並不會讓我們感到很單調、很無聊。如果我們想要知道無聊得要死是什麼感覺，只能回憶我們的童年時光。兒童和青少年常常覺得無聊，無聊到他們幾乎無法忍受。他們需要持續的刺激，這是一種正常發展的需求，是爲了探索與學習的目的而存在的，這種需求通常在長途旅行的途中，或是雨天的午後，或是自習的時候受阻。在我們小時候，無聊可以說是酷刑，就像是慢性精神頭痛，或是渴得要死但卻沒水喝。無聊能夠造成重大傷害，被無聊折磨的可憐孩子會想要大吼大叫，或是朝牆上丟東西。有人認爲，無聊到極點是很痛苦的事情。

很幸運的是，成年人就沒有這種需要持續刺激的需求。儘管我們的壓力很大，但我們還是會把刺激量控制在可以忍受的範圍內，不會太多，也不會太少——除了反社會人格者以外。反社會人格者說，他們一直都很渴望能夠有更多的刺激。有些人用「上癮」這個字來形容，他們對刺激上癮，對冒險上癮。他們之所以會上癮是因爲治療「刺激過少」（understimulation）的最佳（或許也是唯一）治療辦法就是我們的感情生活，因此在很多心理學的文本裡，「喚起」（arousal）[3]和「情感反應」（emotional response）這兩個術語幾乎相等。我們跟其他人的情感連結，我們跟其他人的商量協調，我們跟其他人在一起時那些快樂和痛苦的時刻，這些事情都能給我們刺激。但反社會人格者卻沒有這種感情生活。他們感受不到伴隨對其他人的情感依附而來的刺激，這類刺激有時會令人很痛苦，有時會令人很興奮，但卻一直都存在。

用電擊和巨大聲響來做的實驗室實驗（laboratory experiments）[4]發現，反社會人格者很少會有正常人焦慮或恐懼時會有的生理反應（流汗、心跳加快等等）[5]。反社會人格者只有從控制別人的遊戲中才能獲得足夠刺激，但這些遊戲越玩越無聊，一下子就沒有新意。就跟嗑藥一樣，這些遊戲也得一玩再玩，而且得越玩越大、越玩越好。但要把遊戲玩得大、玩得好，得看這個反社會人格者有多少眞才實料，但並不是每個反社會人格者都做得到。因此，反社會人格者幾乎永遠都得承受無聊所帶來的痛苦。

---

3 大腦皮質因受刺激而轉入全面覺醒或注意的現象。

4 在實驗室背景下進行的心理實驗。這是心理學研究的重要方法之一。與自然條件下的實驗相比，它的特點是可嚴格控制無關變量，有計畫地操縱自變量，以觀測因變量的變化。

5 比方說，參見歐葛洛夫（J. Ogloff）和王（S. Wong）發表在《刑事司法與犯罪行爲》（*Criminal Justice and Behavior*）上的〈精神病態因應反應的膚電與心血管證據〉（Electrodermal and Cardiovascular Evidence of a Coping Response in Psychopaths）。同樣也參見瑞恩（A. Raine）和佛納寶（P. Venables）發表在《生理心理學期刊》（*Journal of Psychophysiology*）上的〈精神病態對朝向、防衛與母音子音刺激的皮膚電導反應〉（Skin Conductance Responsivity in Psychopaths to Orienting, Defensive, and Consonant Vowel Stimuli）。

反社會人格者這種想要暫時打發無聊的傾向，就是他們很容易就會有酒癮或藥癮的部分原因。一九九〇年在《美國醫學學會雜誌》（*Journal of the American Medical Association*）上發表了一項關於合併症的重要研究，這份研究估計，多達七五%的反社會人格者對酒精都很依賴，而五〇%的反社會人格者還濫用其他藥物[6]。因此，反社會人格者除了會對冒險上癮以外，通常也會對一般意義下的東西上癮。嗑藥能夠得到「高峰經驗」（peak experience）[7]，而且也有其危險性，因此很受反社會人格者的歡迎，而嗑藥也是這些人最熟悉的一種經驗。

還有一項研究，於一九九三年發表在《美國精神醫學雜誌》（*American Journal of Psychiatry*）上，這項研究發現，被診斷出有反社會人格疾患的靜脈毒癮患者當中，有十八%的人類免疫不全病毒（HIV，會引發愛滋病）呈陽性反應，而沒有反社會人格疾患的靜脈毒癮患者，只有八%的人類免疫不全病毒呈陽性反應[8]。反社會人格者得到人類免疫不全病毒感染的機會更高，大概是因為他們更愛冒險而導致的。

這些統計數字把我們帶回第一章的問題：缺乏良心是適應條件（adaptive condition），還是精神疾患？精神疾患的操作性定義之一，是任何會導致實質「生命毀滅」（life disruption）的心理條件，而這也就是說，一個人的運作能力和整體健康，以及智力水準都受到嚴重而且異常的限制。常識告訴我們，只要罹患任何一種精神疾患——

重度憂鬱、慢性焦慮、偏執狂等等——就很有可能會把生命給毀了。但如果缺乏某種我們通常認爲僅僅是道德素質的東西，那又如何呢？如果缺乏良心，那又如何呢？我們知道反社會人格者幾乎不會去求醫，但他們依然會爲「生命毀滅」所苦嗎？

處理這個問題有一個辦法，就是先思考對反社會人格者的人生，有重大意義的事情（也就是贏和控制），然後再來思考下面這個奇怪的問題：爲什麼並不是所有的反社會人格者都能夠掌握呼風喚雨的權力？因爲他們的目標都很集中，而且由於他們沒有良心，所以他們什麼事情都做得出來，因此他們應該都能當上令人畏懼的國家領袖，或是跨國企業的執行長，或至少也應該能夠當上高階的專業人士，或是小國的獨裁者。爲什麼他們並不是每戰皆捷？

他們就是無法每戰皆捷。反之，他們大多是沒沒無名的人，而且頂多只能控制他們

---

6 參見瑞格（D. Regier）等人發表在《美國醫學學會雜誌》（*Journal of the American Medical Association*）。

7 由人本心理學家馬斯洛（Maslow）所提出，指個人在追求自我實現時所經驗到的一種臻於頂峰而又超越時空與自我的心靈滿足感和完美感。

8 參見布魯納（R. Brooner）、格林菲爾德（L. Greenfield）、史密特（C. Schmidt）和畢格羅（G. Bigelow）發表在《美國精神醫學雜誌》（*American Journal of Psychiatry*）上的〈反社會人格疾患與靜脈毒癮患者的人類免疫不全病毒感染〉（Antisocial Personality Disorder and HIV Infection Among Intravenous Drug Abusers）。

的小孩，或是有憂鬱症的配偶，或是幾個員工或同事。像漢娜的父親那樣鋃鐺入獄的不算少，生活或事業出問題的也不算少。像史基普那麼有錢的很少。有名的甚至更少。他們大多數都不曾出人頭地、功成名就，生活每下愈況，而且到了中老年的時候，他們就會變得了無生氣。沒錯，他們是可以折磨我們、欺負我們一陣子，但實際上，他們的人生很失敗。

從心理學家的角度來看，這些反社會人格者就算是很有地位，他們的人生也很失敗；就算是很有名，他們的人生還是很失敗。對大多數人來說，幸福是通過關愛他人而來，是通過根據更高價值爲人處世而來的，是通過對自己感到滿意而來的。反社會人格者無法愛人，他們顯然也沒有更高的價值，而且他們幾乎隨時都對自己感到很不自在。他們是沒有愛的，他們是沒有道德的，他們長久以來都感到很無聊，就算他們當中有少數一些人很有錢，或是很有權勢。

他們對自己的身體都感到很不自在，會這樣原因比無聊的因素更多。反社會人格者對自己都很關注，因此產生了一種「個人意識」（individual consciousness），他們很注意身上的小病小痛，或是頭裡、胸裡的每一個奇怪感覺，而且，由於他們對自己的身體很關心，所以他們對廣播或電視上的相關報導——從臭蟲到蓖麻毒蛋白（ricin）——都不會放過。因爲他們把關心和注意力都只放在自己身上，所以沒有良心的人有時候會爲慮病症所苦，慮病症會讓神經質的焦慮都顯得很合理[9]。被紙割到手是很嚴重的事情，而嘴上長了皰瘡簡直就像天就要塌下來。

反社會人格者對自己的身體都很緊張，歷史上最有名的一個例子就是希特勒，希特勒一輩子都有慮病症（hypochondriasis）[10]，他一直都很害怕自己會罹患癌症[11]。爲了遠離癌症，也爲了治療一大堆他幻想出來的疾病，他會呑服由私人醫生西奧多・莫爾勒（Theodore Morell）特別調配的「藥物」。他所服用的藥片有很多都含有迷幻毒性。因此，希特勒就慢慢中毒，後來就眞的生病了。很有可能就是這個原因，他的右手開始抖個不停，而且抖得很明顯。因此到了一九四四年年中的時候，他就不准別人幫他拍照。

反社會人格者有時候會把慮病症當作偷懶的藉口。平常他們都好端端的，但到了付

---

9 參見古茲（Guze）、伍德盧夫（R. Woodruff）和克萊頓（P. Clayton）發表在《美國精神醫學雜誌》（*American Journal of Psychiatry*）上的〈歇斯底里與反社會行爲：兩者關連的進一步證據〉（Hysteria and Antisocial Behavior: Further Evidence of an Association），以及羅賓斯所著的《長大後的偏差兒童：反社會人格的社會學與精神病學研究》。

10 精神官能症，表現爲過分關注自己的健康，並常依據一些無關緊要的徵象企圖證實個人有病。

11 參見赫司頓（L. Heston）和赫司頓（R. Heston）所著的《希特勒的病例：他的疾病、他的醫生和他服用的藥物》（*Medical Casebook of Adolf Hitler: His Illnesses, Doctors, and Drugs*）。

帳單、找工作、幫朋友搬家時，他們就會突然胸痛或是跛腳。而且想像自己體弱多病通常會得到特殊待遇，像是在坐得滿滿的房間裡，大家通常會禮讓你坐最後一張空椅子。

通常來說，反社會人格者都很厭惡辛苦、厭惡做被規定好的工作，反社會人格者喜歡偷懶、喜歡輕鬆過日子，這是他們無法在現實世界裡出人頭地的主因。反社會人格者幾乎從來都沒有想過要做那種每天早上都得起床上班、上班時數很長的工作。反社會人格者只喜歡輕鬆的工作、只用幹一票的生意，或是偶爾耍一下小聰明就好，他們很不喜歡每天都得去上班的工作，或是長期的目標或計畫。就算得到了很高的職位，但反社會人格者所以能夠升到那麼高，到底實際上做了多少工作（或是沒做多少工作）也沒人知道，而且那些工作很有可能都是他們指使別人做的。在這樣的背景下，聰明的反社會人格者只要偶爾表現得好一點或是跟人家聊聊天、施展一下魅力或是嚇唬嚇唬人，就能夠讓事情順利進行。他們會假裝成「很能授權的主管」，或是「能夠呼風喚雨的高手」，或是「神經兮兮的天才」需要經常去度假或是休息。但眞正永續成功的關鍵是持續地工作——也就是埋頭苦幹、忍受單調無聊、對細節一絲不苟——也就是要負責。

不幸的是，就算是資質優異、才華洋溢的反社會人格者都會有這種缺點。反社會人格者通常都不可能發展出藝術、音樂，或是其他跟創造力有關的才華，因爲要發展這樣的才華需要破釜沉舟、下定決心，而且需要每天反覆練習。如果是需要長時間耕耘和付出才能有所收穫的藝術，那麼反社會人格者沒辦法成功。最後，他們對待自己天賦就跟對待別人的態度一樣。他們壓根不在乎。

而反社會人格者幾乎永遠都是單打獨鬥，或許短期來說是管用的，但長期來說是行不通的。理由很明顯，因爲沒有良心的人只會考慮自己的利益，所以無法跟別人團隊合作。反社會人格者就只想要獨來獨往，反社會人格者在跟其他人或是其他一群人打交道的時候，通常會採取撒謊、諂媚或是嚇唬等等做法。這些做法還是管用的，不過比起眞誠相處、關心，或是比起大家團結合作達成共同的目標來說，效果就弱多了，也短暫多了。不管是聲名狼藉的暴君，還是沒沒無名的雇主、同事和配偶，反社會人格者通常都是採取這類做法，但到最後都會招致失敗。

當反社會人格者沉浸在操縱別人的興奮感裡時，所有其他的目標都變得黯然失色，因此他們也就不會去追求其他的目標，而他們的人生也就毀了（雖然毀滅的方式不一樣），因此這種缺陷就跟重度憂鬱、慢性焦慮和其他精神疾病一樣嚴重。反社會人格者是沒有感情的，也就是說反社會人格者永遠都被剝奪了情商（emotional intelligence，也就是一般說的EQ），這種能力是生活在人類世界裡不可或缺的指引。像多琳，她就眞的相信，自己可以藉由打擊別人來增加個人的權力；像史基普，他就認爲他可以永遠都不用受到社會規範的限制；像戰敗的獨裁者，他搞不懂爲什麼人民對他都充滿仇恨。

沒有良心的人，就算是很聰明，通常都很目光短淺，都很天眞幼稚，而他們最後也都會死於無聊或是窮困或是他殺。

最大程度的良心

儘管如此，我們還是更渴望擁有良心，而不是沒有良心。我們之所以更傾向擁有良心，最令人信服的理由，並不是反社會人格會導致一連串毀滅性的損害。擁有道德感最大的好處是出在我們的內心裡，我們的內心得到了深刻而美妙的禮物，就是良心。「愛的能力」來自良心，就像靈魂來自身體。良心就是愛的化身，充滿我們的體內。良心就住在腦部會做出情感反應的那部分，當我們所愛的人需要關心或是幫忙或甚至是犧牲的時候，良心就會要我們做出有利他們的反應。我們已經知道，如果一個人的心裡沒有愛，那麼他也就不會有良心，因爲良心就是建立在對其他人情感依附上的義務。我們可以把這條心理等式倒過來看看，如果一個人沒有良心，那麼他永遠都無法愛人，這條等式倒過來看也是正確的。如果把責任感從愛當中去掉，剩下來的就是很薄弱的東西，就是渴望擁的意欲，但這種意欲並不是愛。

就在二〇〇一年九月十一日之後，就在人類歷史特別黑暗也特別富侵略性的一章掀開序幕之後，我一個叫伯尼的同行毫不猶豫地告訴我，他會選擇良心而不是沒有良心，但他沒有辦法把理由講清楚。伯尼是憑直覺得出這個結果的，而這個結果是源自於良心和愛的能力之間有牽扯不清的關係，如果讓伯尼在權力、名聲、財富和他的子女之間做選擇的話，我想伯尼會毫不猶豫地選擇他的子女。某種程度上來說，這是因爲伯尼是個好人。此外，這也是因爲伯尼是個好心理學家，他很清楚什麼東西才能讓一個人得到眞正的幸福。人類有渴望擁有什麼或控制什麼的意欲，但也有愛的能力。不管他當時能不能把他選擇良心的理由講清楚，但伯尼其實就是選擇了愛，我不覺得這一點有什麼好驚訝的。控制能夠給一個人短暫的刺激，但控制並不能讓一個人幸福。不過愛卻可以。

但有沒有可能有「太多」良心了？答案是有也是沒有。佛洛伊德觀察道，一個人過於活躍的「超我」（superego）[12]會欺凌這個人，害這個人得憂鬱症，甚至可能會到非得自我了斷的地步。但超我——超我是從我們的早期經驗內化而來的，是一種老是說要懲罰的威脅聲音——並不是良心。良心也不是心理學家稱爲「不健全的羞恥心」（unhealthy shame）的東西，不健全的羞恥心就是我們做了壞事情以後會產生的某種反應，很像是非理性的信念，是在童年時期由負面訊息慢慢灌輸而成的，這種不健全的羞恥心會讓一

---

12 人格結構中的管制者，由完美原則支配，屬於人格結構中的道德部份。

個人認為他是很壞的、很討人厭的、很沒用的，就算只有少許，不健全的羞恥心也太矯枉過正了。但不健全的羞恥心也不是正常的良心，正常的良心是一種責任感，不是一種覺得自己很沒用，或是很悲慘的侵入性感受。當代的心理學家說太多良心是有害的，但這麼說實在很草率。其實他們說的並不是良心，而是「不健全的羞恥心」，也就是超時工作、老是吵個不停的「超我」。良心是截然不同的現象，是建立在愛上面的義務感。因此問題在於：太多良心到底是好事還是壞事？

為了了解大量良心對心理造成什麼影響，我們可以觀察良心特別強烈的人到底過得幸不幸福。每一個人心目中的道德英雄或許各各不同，從歷史人物、公眾人物到我們平常認識的特別有道德的人。美國雷地克里夫學院亨利穆瑞研究中心（Radcliffe's Henry Murray Research Center）的安．考比（Anne Colby）和布朗大學教育系（Brown University's Department of Education）的威廉．達蒙（William Damon）對這類道德英雄進行了有系統的研究，在這項研究裡選出二十三位他們認為是「道德楷模」的人[13]。十一位男性和十二位女性，這些人所做的道德承諾（moral commitment）對很多領域都做出了相當大的貢獻，包括公民權利和公民自由、消除貧窮和飢餓、宗教自由、環境保護以及和平等等領域。這二十三個人分屬不同人種，信仰的宗教和社經地位也五花八門，個人追求的目標也各各不同，但他們都有一個共同點：他們的良心都異常強大，他們的良心都太多了，他們把同胞的福祉都視爲己任。從心理學家的觀點來看，他們在情感和心智方面跟我們先前所討論的反社會人格者恰恰相反。

考比和達蒙所選出的「道德楷模」包括了維吉尼亞・福斯特・杜爾（Virginia Foster Durr）[14]，她從美國南方佳麗搖身變成民權活躍分子，羅莎・帕克斯（Rosa Parks）[15]從牢裡放出來後，她是第一個上去擁抱她的人；蘇西・瓦勒德茲（Suzie Valadez），她在墨西哥的華瑞茲城（Ciudad Juánez）爲成千上萬的墨西哥窮人提供食

---

13 參見考比和達蒙所著的《有些人眞的在乎：當代的道德承諾生活》，以及考比和達蒙所著的〈異常道德承諾的發展〉（The Development of Extraordinary Moral Commitment）（引自基連和哈特所編輯的《日常生活裡的道德：發展觀點》）。

14 白人女性，她生長在阿拉巴馬州（Alabama）上流社會的人家裡，他們家裡種族歧視很嚴重，但她最後卻成爲黑人民權運動的主要人物。

15 美國黑人民權運動之母。一九五五年十二月一日，身爲裁縫的帕克斯辛苦工作一整天之後感到相當疲憊，因爲在回家的公車上坐下來休息，拒絕讓位給一個白人乘客，於是她就因違反阿拉巴馬州法律而遭到逮捕。因爲該州法律規定當公車滿座時，黑人必須讓位給白人。帕克斯被逮捕引發了蒙哥馬力市（Montgomery）一場長達三百八十一天的抵制公車事件。這次事件促使美國最高法院於一九五六年判定蒙哥馬利市的大眾運輸工具種族隔離政策違憲，羅莎・帕克斯無罪釋放。此後，美國展開了民權運動，於一九六〇年代達到最高峰，最後促成美國國會於一九六四年通過民權法案，正式廢除種族隔離政策，禁止種族歧視。

物、衣物和醫療照顧；傑克・柯爾曼（Jack Coleman）是哈維佛德學院（Haverford College）的前任校長，他在放休假年（sabbaticals）[16]的時候會去體驗挖水溝工人、清潔隊員或是遊民的生活；凱貝爾・布蘭德（Cabell Brand）是一名商人，他在維吉尼亞州洛亞諾克市（Roanoke）發起了「全面打擊貧窮」（Total Action Against Poverty）活動；還有查爾斯瑟塔・瓦德爾茲（Charleszetta Waddles）是「終身任務」活動（Perpetual Mission）的創辦人，她把自己奉獻給密西根州底特律市的老人、窮人、未婚媽媽、妓女和受虐兒童。

研究人員研究了每一位「道德楷模」和他們同僚的自傳和口述歷史，他們也對這些人進行了深入的訪談。考比和達蒙寫了《有些人真的在乎：當代的道德承諾生活》（*Some Do Care: Contemporary Lives of Moral Commitment*）記錄他們的研究成果，他們在書裡說，擁有太多良心的人有三個引人注目的共通點：

（一）「明確」（certainty）。

（二）「積極」（Positivity）。

（三）「自我和道德目標合一」（unity of self and moral goals）。

「明確」指的是道德楷模都很清楚自己所秉持的信念是正確的，而且也都很清楚遵循信念行事是他們無可迴避的責任。「積極」指的是道德楷模都很奮發進取，他們非常樂在自己所從事的工作，而且儘管工作通常都很艱辛，或甚至很危險，但還是用樂觀的態度來面對。而「自我和道德目標合一」指的是道德楷模的道德立場和個人認同是合而爲一的，而且他們也認識到自己的道德目標和個人目標是一致的。「合一」（unity）的意思是說，對這類人來說，良心不僅僅是他們的指路明燈，他們本身就是良心的化身。一個道德楷模凱貝爾．布蘭德在訪談裡設法描述他的個人認同，他解釋道：「我這個人就等於我能夠做的事情和我的感受——每一天、每一刻……我很難把我這個人跟我想做和正在做的事情分開。」

考比和達蒙認爲這第三個特徵，也就是「自我和道德目標合一」，是他們最重要的研究發現，這一點對了解良心和良心的作用非常重要。當良心長到夠大的時候，顯然良心就可以用特殊而且對人類有益的方式來統合人類心理，而不是把他們的人生給毀了，更多的良心會讓我們對人生更滿意。考比和達蒙寫道：「我們的道德楷模是不怕困苦的，因爲他們所認定的個人成功就是不斷追求道德使命。」考比和達蒙研究的道德楷模「是用道德術語來定義他們個人的福祉和利益的，除了極少數的例外，這些人都過得相

16 原指美國大學教授每七年一次的休假年，現在也適用於其他領域的人員，休假時間可長達一年，支全薪或部分薪水。

當幸福美滿。」良心根本就不會讓他們受苦受難，也不會讓他們受騙上當，相反地，良心會讓他們幸福美滿。

良心，也就是我們對彼此的責任感，讓我們能夠在家裡、在這個地球上和別人共同生活。良心有助於創造生命的意義，而且會阻止我們跟別人進行毫無意義的競爭。大量良心能夠把我們的道德意向、個人欲望和個人認同整合在一起——也就是說正確的行動就會變成我們身上的一部分——而也因爲這個理由，最大程度的良心就成了人類能否幸福的重要關鍵。所以，我的最佳建議就是：當你環顧這個世界，想要搞清楚這個世界是怎麼一回事，什麼樣的人才能夠「勝出」的時候，不要希望自己的良心能夠少一點。要希望自己的良心能夠多一點。

如果有良心，或許你永遠都不能爲所欲爲，或許你也不能做那些爲了早日成功，或是爲了在這個物質界裡討生活而必須做的事情。而且，或許你也永遠都無法很有錢，或是很有權勢。或許也永遠都無法得到大家的尊敬，或是恐懼。相反地，你或許會因爲良心而痛苦不已，因爲良心會逼你無法只考慮自己的利益。或許你一輩子都得辛勤工作，或許你得放棄依賴別人的念頭。你或許會常常落入反社會人格者設的圈套裡，而且因爲你會感到良心不安，所以你永遠都無法盡情報復曾經傷害過你的人。還有，沒錯，你永遠都無法當上小國的獨裁者。

但你能夠看著睡在床上的兒女，內心感到無比的敬畏和感激。當你所愛的人過世以後，他們仍舊活在你的心裡。你會有眞正的朋友。不像沒有第七感的人（那些人都很空虛、很愛冒險），你這一輩子都能夠充分感受到其他人的存在，不管所感受到的是溫暖、憤怒、困惑、愉悅、痛苦，或是欣慰，而且因爲你有良心，因此能夠去冒一個全世界最大的險，這個險就是「愛」。

良心其實是大自然賜給我們的禮物。從漫長的歷史來看，良心的價値顯而易見，就算是平常在跟朋友或鄰居相處的時候，良心也是很寶貴的。良心能夠讓我們每一天都過得很有意義。

第十一章

土撥鼠日

對蜂群沒用的東西對蜜蜂也沒用。

——馬可・奧里略（Marcus Aurelius）[1]

蒂莉是人格理論學家希鐸・米隆稱之爲「惱人型精神病態」（abrasive Psychopath）的人[2]。她是一名反社會人格者，但是她缺乏反社會人格者經常會擁有的魅力和手腕。相反地，套用米隆的話來說：「她喜歡爭吵，動輒跟人吵架。而且，不管什麼人或什麼事情，都能成爲她責備和攻擊的對象。」蒂莉最大的本事就是小事化大。她很會引起原本並不存在的敵意和不滿，尤其會激起原本很溫和、愛好和平的人的敵意和不滿。在蒂莉的宇宙裡，她永遠是對的。她很自以爲是，以反對和折磨她的敵人爲樂，她的敵人好像無所不在，而且什麼事情都做不好。她覺得此生的使命就是矯正世界。但她覺得其他人都不感激她所做的一切，而這更讓她認爲她的作爲是有必要的、是正確的。

這天早晨，蒂莉在後院裡發現了一隻土撥鼠。她是從日光室裡往外看的時候發現到的，那隻土撥鼠就坐在草地上，一張小臉很機靈地注意四面八方的動靜，彷彿在調查蒂莉家有多少土地。就在蒂莉打開拉門看個仔細的時候，這隻小動物僵在那裡好一會兒，接著就搖搖晃晃地從草坪的一角鑽進地裡，牠鑽進蒂莉和她隔壁鄰居凱薩琳和佛瑞德的院子交界處。蒂莉把洞的位置記在腦海裡，然後就走出去站在平台上。蒂莉是一位滿頭白髮的老婦人，她已經七十歲了，穿著藍色格子花紋的居家服，看起來就像深諳人生智慧的典型老婦人。當她饒有興味地注視著草坪時，任何看到這一幕的人，或許都會認爲她的舉止風度、下半身比較重的身材跟土撥鼠好像沒有多大分別。

蒂莉有戶鄰居就住在她對面，他們住的地方比較高，這戶鄰居就是葛麗塔和傑瑞，他們剛好坐在自家陽台上吃早餐，而且看得到站在自家平台上的蒂莉。但他們隔得太遠，所以沒有看到土撥鼠。他們只看到七十歲的蒂莉穿著藍白相間的衣服，一動也不動地站著。葛麗塔三十五歲，是當地百貨公司的經理，她的丈夫傑瑞是建築承包商。葛麗塔對她丈夫說：「眞是該死，眞希望那個可惡的老太婆能夠搬走。她搬到這裡多久了？」

「一年三個月。」傑瑞答道。

葛麗塔笑了，但她的笑容看起來一點也不快樂。「你還眞的有在算啊？我知道自己不應該盼望什麼人離開，但她實在太過分了。而且太愛控制人了。我眞不知道她怎麼能夠忍受她自己。」

傑瑞嘆了一口氣，然後說道：「或許我們可以用錢把她打發走。」葛麗塔差點又笑

---

1 羅馬帝國皇帝。他是羅馬帝國治世所說「五個好皇帝」中的最後一個，也可能是歷史上唯一的「哲學家皇帝」。他寫了本《沉思錄》（*la mediation*），基本上是斯多葛（Stoic）學派的精神。

2 同第四章第4條註釋。參見米隆和戴維斯（R. Davis）所著的〈精神病態的十種子類型〉（Ten Subtypes of Psychopathy）（引自米隆等人所編輯的《精神病態：反社會、犯罪和暴力行爲》〔*Psychopathy: Antisocial, Criminal, and Violent Behavior*〕）。

出來了，但她一轉念就想到傑瑞並不是在開玩笑。她突然發現，原來她那個性格平和穩重的丈夫跟她一樣討厭蒂莉。她覺得有點冷，也有點罪惡感，所以她就走進廚房去倒點熱咖啡。

她從廚房回來後，看到傑瑞還在看那個站在自家平台上的老太婆。他說：「不行，我們打發不了她，我們沒那麼多錢。或許她會搬走，如果你跟她一樣，所有鄰居都恨你恨得牙癢癢的，你應該就會自動搬走吧。」

葛麗塔指出：「嗯，可是我敢打賭，她不管走到哪裡都會得到這種反應。」

「嗯，或許吧。她以前住在哪裡？」

「我不知道，」葛麗塔答道。傑瑞在這件事情上的看法跟她一致，這讓葛麗塔很高興，於是她說，「你相信嗎？我想應該是上個星期吧，她打電話給我，說我們不應該在壁爐裡生火，因爲她對『燒木頭產生的煙過敏』。」

「什麼？你怎麼沒有跟我說這件事情！她太過分了！」傑瑞握緊拳頭，接著他改變了他的看法。「不對，這不是過分，這算鬼扯。我們今晚就要在壁爐裡生火。我是認眞的，我在上班前會多弄一點木頭進來。」

「可是今天天氣相當暖和啊。」

「誰在乎啊？」

這一次，葛麗塔眞的笑出來了。「你說我們這樣蓄意作對傻不傻啊？」傑瑞呆呆地望著他老婆，他的嘴角跟著上揚，鬆開拳頭，動了動手指頭，消除手上的緊張。

有個叫珊妮的老寡婦住在葛麗塔和傑瑞對街。在那一刻，雖然她不像葛麗塔和傑瑞那樣，能夠看到站在自家平台上的蒂莉，但她心裡也在想蒂莉有多可惡。蒂莉昨天打電話給警察，因爲珊妮把車停在蒂莉家門口前面的街道上。從她丈夫十年前過世以後，珊妮一向就把車停在她家和馬路之間的空地，因爲她不敢從自家的車道倒車出去。來了一個挺年輕的警察，請她把車停在自家車道上。他道歉了好幾次，但他依然說蒂莉是對的，她把車停在那裡就是不行。珊妮還沒吃早餐呢，她今天得去雜貨店採買，但她開始擔心，因爲她得自己一個人把車倒出去。她很想哭，因爲她停車的地方根本就不靠近蒂莉家！

就在珊妮難過的時候，還站在自家後院平台上的蒂莉，終於認清土撥鼠現在是不會再出現了。她走回屋裡，她走進去之後，正在吃早餐的葛麗塔和傑瑞就看不見她了。就在葛麗塔和傑瑞把剩下的咖啡喝掉，並且設法談點別的事情的時候，蒂莉已經走到廚房，她拿起電話打給凱薩琳，凱薩琳住在她家隔壁，他們現在共有一隻土撥鼠。

凱薩琳教六年級。她從二十二歲就開始在學校教書了，而現在她就快要過六十大壽了。她覺得自己應該退休了，但想到這一點就讓她覺得很難過。她的教書生涯、她的學生就是她整個世界，而且她實在不願意放棄工作。她的丈夫佛瑞德已經退休了，他大凱薩琳七歲，他理解凱薩琳的感受，所以一直對她很寬容。

「看你什麼時候方便，」他一向說，「反正我喜歡在家裡到處走走，修修東西。」然後他倆就一起開懷大笑。佛瑞德只會換燈泡。他在一年前很不情願地交棒了，他在退休之前是當地報紙的總編輯。他很溫文有禮，手不釋卷，他也很熱愛工作，而且他現在還在寫一個叫「你應該認識的人」的專欄。電話響起的時候，佛瑞德正在客廳看書，而凱薩琳則在廚房裡，她正準備去上班。電話竟然在這時候響起，害她嚇了一大跳。她馬上就接起來。「喂？」

「凱薩琳……」蒂莉唐突地說道，她一個字一個字地說，好像很生氣似的。

「對，我是凱薩琳。你是蒂莉嗎？我的天啊，現在是早晨七點啊。你沒事吧？」

「對。我沒事。我剛剛在院子裡看到一隻土撥鼠，我想你會想要知道這件事情。」

「一隻什麼？土撥鼠？」

「對，在後院裡，就在我們兩家中間。」

「呃，這很……有趣。那隻土撥鼠想必很可愛。對吧？」

「我想是吧。無論如何，我知道你很忙。我只是認爲你應該知道有這麼一隻動物。

我們可以晚一點再來談這件事情。再見。」

「呃，好。晚一點再談。嗯，再見，蒂莉。」

凱薩琳掛上電話，覺得很疑惑，佛瑞德問她，「誰打來的？」

她走進客廳，然後答說，「蒂莉。」佛瑞德正坐在客廳裡看書。

「哦，」佛瑞德說道，他翻了翻白眼。「她想幹嘛？」

「她想跟我們說，她在後院看到了一隻土撥鼠。」

「她爲什麼要跟我們講這件事情？」

凱薩琳緩緩地搖搖頭，然後說道，「我不曉得。」

凱薩琳忙完了早晨的例行公事，她覺得很疑惑，也有點不安，她知道蒂莉總是在密謀策劃什麼事情，而且最後經常都是以控制和惹惱別人來收場。她都活到這把年紀了，但還是想不出來到底什麼事情會跟土撥鼠有關。蒂莉想把這隻土撥鼠趕走嗎？蒂莉是在迂迴地徵求她的同意嗎？此外，凱薩琳和佛瑞德在這個地方住了三十年，他們從來就沒有在院子裡看過土撥鼠。眞是太奇怪了。

就在她要出門去學校的時候，電話又響了。她想應該又是蒂莉打來的，不過這次是另一個鄰居打來的，是溫柔善良、說話總是輕聲細語的珊妮，她哭得很傷心。珊妮跟凱薩琳說蒂莉逼她把車停在自家車道上，而現在她被困住了。不知道有沒有人能幫幫她？

不知道凱薩琳或佛瑞德今天能不能載她上雜貨店？凱薩琳得知蒂莉最新的豐功偉業之後，氣得火冒三丈，但她還是用很鎮定的聲音跟珊妮保證，佛瑞德一定會載她去的。中午的時候去好嗎？此外，佛瑞德跟警察局長也很熟，或許他們能想辦法解決珊妮的停車問題。

凱薩琳一整天都在教她那班六年級的學生，她把蒂莉的事情拋到了九霄雲外，但等她四點半左右回到家以後，她想起早上那通電話，於是她又開始不安了。她打算在準備晚餐前小睡一下，但就在她剛上床的時候，她的不安突然變得更強烈了，她下床跑到窗邊。臥室在二樓，凱薩琳從這裡就可以把他們家的後院，還有蒂莉家的後院，看得一清二楚。今天的天氣很暖和，不像這個季節該有的天氣，佛瑞德在他們家後院一角種了幾株連翹，長得很好，就快開花了。他們的後院是一片廣大的草坪，而在那排連翹後面，是一片樹葉都已經掉光的保護林，街道這一頭每戶人家的後院都跟這片保護林接壤。

而且，奇怪的是，蒂莉也在後院裡，就站在她自家後院的中央。她還是穿著她那件藍白相間格子紋的居家服，但戴上了一頂寬邊草帽，彷彿打算學貴婦人蒔花弄草。但蒂莉從來不搞花花草草的。

就在凱薩琳從她臥室窗戶往下看的時候，蒂莉環顧整個院子，好像在偵察什麼東西，她四處巡視了一番。她吃力地彎下腰，從地上抬起一塊物體，凱薩琳覺得看起來很像一塊白色的大石頭。石頭的形狀和大小就像一顆小西瓜，靠蒂莉一己之力實在很難抬起這塊大石頭。但蒂莉用雙手抱起這塊石頭，這塊石頭很重，害她得彎著腰駝背，讓人看了很不忍心。她抱著石頭蹣跚地往連翹的方向走過去。

今天早晨講電話時蒂莉講的話迴盪在凱薩琳的腦海裡——「在後院裡，就在我們兩家中間。」——而在這一刻，凱薩琳明白蒂莉想幹什麼了。土撥鼠躲藏的洞穴！蒂莉打算用石頭把土撥鼠躲藏的洞穴堵住。凱薩琳驚呆了。她覺得頭昏眼花而且很不舒服，彷彿她正在目睹一起謀殺案。她得設法拯救那隻土撥鼠，但現在出去正面對抗蒂莉，就像跟發狂的狼獾爭執，根本於事無補。事實上，雖然凱薩琳自己不願意承認，但她眞的挺怕蒂莉的，不過到底是什麼理由她自己也說不出個所以然。爲什麼一個無足輕重的七十歲老婦人讓她這麼害怕？

蒂莉知道有人正在屋子裡觀看她的作爲嗎？她知道嗎？凱薩琳開始在臥室裡踱步，她從窗邊走到帶有鏡子的橡木老衣櫃，然後再走回窗邊。她看到蒂莉笨手笨腳地把石頭放在連翹再過去一點的地方，樹林子一角有兩棵小柳樹，她就把石頭放在這兩棵小柳樹中間。凱薩琳把那個地點記在腦海裡。然後又踱回老衣櫃那裡，凝視骨董鏡子裡的自己。就在蒂莉把前面衣服上的塵土撣掉，走過草坪回到她的露天平台上的時候，凱薩琳還在凝視鏡子裡的自己。「那隻土撥鼠眞可憐，」她一直在心裡想。「萬一牠被困住的話，那該怎麼辦？」最後，凱薩琳搞清楚她想做什麼了。她一定要告訴佛瑞德。他幫得上忙。

佛瑞德去報社了，他去探望幾個老朋友。他回到家以後，凱薩琳告訴他蒂莉幹的好事。他說，「嗯，我想這一回蒂莉眞是一石二鳥啊。」

「你這麼說是什麼意思？」

「你和那隻土撥鼠啊，你們倆。」

「哦，沒錯。眞的是一石二鳥。」凱薩琳悶悶不樂地說道。

「顯然是這樣。你確定你眞的不要我去找她，跟她把這件事情談清楚嗎？」

「不要。她會再幹一次的。我想幫那隻土撥鼠，想把牠救出來。你可以幫我嗎？」

「我有別的選擇嗎？」

凱薩琳笑了，她抱了他一下。「沒有。」她說道。

他們一起準備晚餐，他們一向一起準備晚餐。然後等到九點鐘，天色都暗下來了。

佛瑞德提議拿手電筒，但凱薩琳認爲蒂莉會發現。「她會知道我們是去救牠的，這樣她明天就會再把它堵起來。」

「我們還是得拿一只手電筒，這樣才找得到那個洞。」

「對。沒錯。好吧，或許拿一只小手電筒？等我們到院子裡以後再打開。」

他們慢慢地走過院子，免得因爲伸手不見五指而跌倒。佛瑞德打先鋒，凱薩琳跟在後面，爲了保持平衡，她的手像夢遊者那樣伸得直直的。他們走到草坪最遠那邊，接著繼續沿著那排連翹走，一直走到過了連翹爲止。然後，凱薩琳突然一個箭步就走進前方的黑暗之中，希望能夠用手摸到柳樹。

她摸到一根樹枝，做個深呼吸，然後小聲說道，「到了，佛瑞德。打開手電筒。」佛瑞德從口袋裡掏出手電筒，把手電筒拿近地面，把手電筒打開。過了一會兒之後，他們找到了那個西瓜大小的石頭，比他們原先預期的容易，因爲石頭是白色的，而且很平滑，但附近的地面卻是黑色的。凱薩琳吐出一口氣，把一縷落到前面的頭髮撥到左耳後方。她跟佛瑞德彎下腰，一起把石頭抬起來，地上出現了一個小洞，看來躲在這個洞裡的是一隻肥嘟嘟的小土撥鼠。凱薩琳有個衝動想用手電筒來照照這個小洞，看看裡頭的土撥鼠。但她旋即了解她是什麼都看不到的，而且這麼做還有可能會嚇到那隻小動物。

她和佛瑞德臂挽著手臂跌跌撞撞地走回家，一邊小聲說話一邊笑。蒂莉沒有發現他們。就在他們完成任務往屋裡走的時候，她跟往常一樣邊喝酒邊生悶氣，她已經喝了好幾個小時了。她坐在客廳的一張沙發上，喝了好幾杯格蘭利威純麥威士忌（Glenlivet），試著用酒淹沒她單調乏味的生活和不斷得應付的白癡。這個夜晚跟其他夜晚不一樣的地方，就只在於她四周堆滿了打包好的箱子。

她已經喝糊塗了，不過她還是很慶幸自己這回沒有放上「售屋」的牌子。她想，我一定要讓那些笨蛋跌破眼鏡。他們一定會目瞪口呆。那個沒用的房地產仲介一直跟她說沒掛上「售屋」的牌子對她沒好處，而且他也覺得她應該再等等看有沒有人出更高的價錢。買她房子的人出的價錢低於她原訂的賣價。但蒂莉等不及了。她從來都不喜歡等待。她的重要時刻就要到來了，就在明天早晨。而這附近每一個鄰居都會很驚訝她竟然要搬走了。她對這一點很有把握。仲介不懂她為什麼賣房子要搞得這麼神祕，但他是個笨蛋，所以她幹嘛聽他的？她在盡快搬家之前就已經蒙受損失了。這全都是遊戲，她在心裡想。全都是遊戲。她沒辦法待在一個大家都不聽她說話的地方。給他們來場告別震撼演出可是頂頂要緊的事情。

蒂莉已經升天的爸爸留給她一筆信託基金，差不多夠照顧她的生活。這些年以來，她都跟人家說她已經「退休」了，可是她從來就沒有工作過。她年輕的時候畫過一些水彩畫，但她沒有賣出過一幅畫。她很想買幾座豪宅，但她那個討厭的母親一直不死，因此她就無法動用剩下的那些錢。她的母親都快一百歲了，但還沒翹辮子。蒂莉被困在這個可怕的中產階級社區裡，但她心裡清楚自己理應過更富裕的生活。她定期去看她母親，因為她可不想沒被她母親寫進遺囑裡，而她那個久病的母親，總是讓她聯想到被關在籠子裡嘎嘎亂叫、毛都被拔了一半的鸚鵡。

沒有什麼事情是真的好玩的。讓土撥鼠悶死有那麼幾分鐘是挺好玩的，她希望凱薩琳有在一邊觀看。凱薩琳應該會嚇到中風。但這件事情已經做完了，沒別的事情好做了。她實在無法理解周遭那些人爲什麼都那麼愚蠢，他們的腦部發育肯定有問題。她又給自己倒了一杯酒，然後一飲而盡。有一幅她在二十幾歲的時候畫的畫還沒被她裝箱，這幅畫就放在她都沒在用的壁爐上，畫褪色得很厲害，所以在客廳昏暗的燈光下，實在看不清楚這幅畫到底畫了什麼。蒂莉蜷縮在沙發上，抬起頭來欣賞這幅畫，隱約想起她幾十年前站在海灘上所看到的景色。

第二天是星期六，那天早晨比前一天稍微冷一點，但晴空萬里。

對街下坡的一棟房子裡，珊妮把她前面窗戶的蕾絲窗簾拉開，陽光灑進來，她愉快地望著她車子停的地方——就停在街道上。佛瑞德昨天吃過午飯以後，就去找警察局長談這件事情，他們幫她把這件事情搞定了。「我自由了。」她對自己說道。她想報答佛瑞德和凱薩琳。或許她可以烤個蛋糕給他們。她想他們應該會很喜歡，而這讓她更振奮了。而在上坡的一棟房子裡，葛麗塔週末放假，所以她和傑瑞睡到日上三竿。他們賴床賴了好一會兒才起床，然後就到日光室喝咖啡，他們注意到蒂莉的車道上停放了一輛大型的搬家卡車。

「這是在表示我應該有所表示的事情嗎？」傑瑞注視著卡車問道。「還是說我們其實都還躺在床上，我們現在是在作夢？」

「我們應該是在作夢，」葛麗塔說道，她也注視著卡車。「我從來都沒有看過售屋的牌子。你有看過嗎？」

「沒有。」就在此時，兩個穿著帆布工作服的男人抬著一張沙發從蒂莉的房子走出來。葛麗塔和傑瑞彼此相望，然後開始大笑。傑瑞笑得太厲害了，害咖啡都潑出來了。

葛麗塔問他，「你想她為什麼要對搬家這件事情保密啊？」

「她為什麼要做那些事情啊？但這再也不重要了，對吧？真是難以置信。」

葛麗塔想了一會兒，然後說道，「你猜她年紀多大了？」

「不知道。反正不年輕。」

「我懷疑她沒有小孩。哦，哇。你能想像當她的小孩有多慘嗎？」

「一定很慘吧，你能想像當她那樣的人嗎？」

「所以，你覺得我們應該為她感到難過嗎？」葛麗塔問道。

傑瑞咧開了嘴笑了笑，朝遠處搬家具的景象揮了揮手。「嗯，我不確定，親愛的。但如果我們要為她難過，也等我們把早餐吃完再說好嗎？你記得還有水果餡餅吧？」

「記得！」葛麗塔說道，她咂了咂嘴。她把兩個馬克杯都拿起來，他們走出日光室到廚房吃水果餡餅。

凱薩琳和佛瑞德的家就位在蒂莉家隔壁，因此他們也注意到了搬家工人的行動，而且很納悶爲什麼從來都沒有見過「售屋」牌子，或是聽過蒂莉說她要搬家。佛瑞德又翻了翻白眼，而凱薩琳則是搖了搖頭。但接著他們就把心思轉移到電話上頭，他們的女兒女婿打電話來說，他們兩個星期後會帶著四歲大的凱蒂搭飛機回來看他們。凱薩琳欣喜若狂，因此就把蒂莉今天搬家（還在搬）的事情忘得一乾二淨。

兩個小時後，卡車駛離蒂莉家，但沒有人出來看。一切又恢復平靜了。

在凱薩琳和佛瑞德的後院裡，就在那排連翹再過去一點的地方，那隻土撥鼠從牠挖的第二個洞裡鑽出來，牠用那雙短短的後腿支撐著站起來，盡可能地站得高高的。牠的黑眼睛在明亮的陽光下閃閃發光，牠盯著一塊位在牠挖的第一個洞的洞口——就在那排黃色連翹的另一端——附近的白色大石頭。然後再抬頭望著蒂莉那棟空蕩蕩的房子。最後，牠的注意力停在牠面前的土地上，那裡長了一片蒲公英。又有一隻土撥鼠，一隻稍微小一點的土撥鼠，從洞裡鑽出來。牠們用土撥鼠坐的方式坐下來，開始享用面前這片美味的蒲公英大餐，吃飽後就安詳從容地走進樹林子裡。

第十二章

良心最純粹的形式

他不是完美的穆斯林，因爲他吃得很飽，而他的鄰人卻在挨餓。

——穆罕默德

人就是賺得全世界，賠上了自己的生命，有什麼益處呢。[1]

——耶穌

一個知道如何分裂原子，而內心卻沒有愛的人，變成了一隻恐怖的怪物。

——克里希那穆提（Krishnamurti）[2]

從某種程度上來說，沒有良心的人生是失敗的人生。我們這些擁有愛也擁有良心的人真是非常幸運，就算我們只是用在日常生活裡。

而且良心是很普通的，是反射性的。良心不會炫耀，也幾乎沒有人會注意到。凱薩琳和佛瑞德在解救土撥鼠的時候，並沒有考慮什麼高尚的原則，雖然事後證明他們是很高尚的人，但他們在一開始的時候並沒有想到這些事情。他們並不是多虔誠、多勇敢的人，他們也不是特別有能耐，當然也不是多明事理。他們只是覺得，設法拯救動物是對的事情，而且也會讓他們覺得很高興。用一句古老，但人人都聽得懂的話來說，把那塊石頭移開「對靈魂有益」。

就良心而言，幾個世紀以來，西方文化已經從相信對錯是神賜的、永遠不變的知識，演變到相信佛洛伊德的「會懲罰人的超我」概念，再演變到相信良心是建立在我們彼此正常且正面的關係上。良心是建立在我們情感依附上的責任感，良心已經逐漸發展成純粹的心理建構（psychological construct）了。不過，良心不僅是哲學和神學的源頭，也是心理學和靈性交會的地方，良心是心理學、主要宗教和靈性傳統都一致支持的。行爲科學、演化心理學以及所有傳統的神學——甚至是激進的唯物主義者或是強調心靈的神祕主義者——都同意，不管是對一群人或是對一個人來說，擁有強烈的良心是很有好處的，而沒有良心通常都會釀成大禍。

心理學家會說，當我們爲別人的福祉負有某種責任時，會覺得自己的行動很自然（也就是「自我協調的」〔ego-syntonic〕），而我們的生活滿意度也會提高。《聖經》說得好：「施比受更爲有福。」身爲心理學家，我可以告訴你欠缺這種建立在情感依附上的責任感就會讓一個人只想要控制，然後就會把他的人生給毀了，最後會墮入萬丈深淵。佛陀是這麼說的：「意主意造作。若以染污意，或語或行業，是則苦隨彼，如輪隨獸足。若以清淨意，或語或行業，是則樂隨彼，如影不離形。」[3]

考比和達蒙在他們對道德楷模所做的心理研究裡認爲，「『積極』就包括樂觀、愛和喜樂……因此『積極』跟道德息息相關，這一點我們可以從那些道德楷模的人生裡得到印證。」佛陀也同意這樣的說法。祂說，「爲了安全地走出人生的迷宮，一個人需要智慧的光照和德行的指引。」

還有一條「黃金律」（Golden Rule）[4]談的是互惠，這是人類最古老的倫理標準，

---

1 引自《聖經》〈馬可福音〉八章三十六節。

2 印度著名哲學家，被譽爲二十世紀最卓越的心靈導師。在西方有廣泛而且深遠的影響。

3 引自《法句經》，《法句經》是從佛說中錄出的偈頌集。

4 指基督教《聖經》〈馬太福音〉七章十二節所提出的箴言。即「所以，無論何事，你們願意人怎樣待你們，你們也要怎樣待人，因爲這就是律法和先知的道理。」

或許也是有史以來最簡明、最容易操作的道德哲學。孔子也曾經說過類似的話，「己所不欲，勿施於人」，這是中國流傳已久的成語。而耶穌說的「你們願意人怎樣待你們，你們也要怎樣待人」其實是參考由來已久的猶太諺語：「你們不喜歡人怎樣待你們，你們就不要怎樣待人。只有這條律則，其餘都只是註釋而已。」《摩訶婆羅多》（*Mahabharata*）[5]是這麼告訴印度教的信徒，「達摩（Dharma）[6]就是：會對你們造成傷害的事情，就不要拿去待人。」很多原住民傳統也有這類說法，奈及利亞的尤羅巴人（the Yoruba）說，「想要拿削尖的棍子去刺雛鳥的人，應該先在自己身上試試會有多痛。」而拉科塔人（Lakota）[7]的宗教長老黑麋鹿（Balck Elk）[8]也說，「萬物都是我們的親人；我們怎樣待萬物，我們就怎樣待我們自己。萬物都是合一的。」

那些沒有恪遵道德互惠的宗教本質上都很冷血，都只能存在於一時，而因為有這類宗教存在，就使得古老的「黃金律」顯得更吸引人。為了說明，我可以舉一個例子，我們可以來看看「造物運動」（Creativity Movement），這是一個反猶太人、反基督教的團體，正式的名稱是「造物主世界教會」（World Church of the Creator），這個宗教是建立在愛「白種人」並且憎恨其他所有人種上頭。照他們的教義來說，不是「白人」的人從定義來說就是「泥種人」（mud races）。「造物運動」的主要道德戒律可以表達如下：「對白種人有益的都是最高的德行；對白種人有害的都是終極的罪惡。」「造物運動」

的長遠目標就是讓「白種人」統治這個世界，這應該沒人會感到驚訝吧。

但相較之下，大多數的宗教和靈性傳統都遵守「黃金律」，也都遵守黑麋鹿的「萬物都是合一的」信念。有些宗教把這個一體性（oneness）當作基本教義。比方說，「猶太—基督教傳統」要他們的信徒去愛他們的鄰人，而東方的神祕主義認爲，個體性，或是自我是虛幻的，我們跟神沒有分別，我們彼此也沒有分別，因此，從靈性層面來說，我們就是我們的鄰人。越南的佛教上師一行禪師（Thich Nhat Hanh）[9]在他的著作《一步一蓮花》（*Peace Is Every Step*）裡設法用「我們都是『相互依存』（inter-are）

---

5 印度古代史詩，也是世上最長的史詩，有很高的文學價値。

6 也就是法，這是印度哲學、宗教的一個共同用語。音譯達摩。基本意思是支持、執持。按佛教哲學的註釋，法的作用是所謂「任持自性，軌生物解」，意謂法具有自身的特點和範圍，可以導致人們對事物的正確了解。

7 北美印第安的一族，分布在南達科他州。

8 印第安人，身兼獵人、戰士、行醫聖者、先知多種角色。他九歲的時候因爲生病夢見如創世神話般偉大的靈視景象，藉此獲得治病和預言的力量。他雖是文盲，確有聖者般的教養。他接受美國詩人約翰・內哈特（John G. Neihardt）的訪談，說出一生的故事，他的故事後來由內哈特修潤出書，書名就叫《黑麋鹿如是說》（*Black Elk Speaks*）。

9 世界知名的作家、詩人、學者和佛教禪師。

的」這種說法向西方人解釋這個東方思維。我們跟宇宙萬物息息相關，而且就因為我們相互依存，所以我們不應該只顧著追求個人的成就和權力。

一體性的信念其實也是「猶太—基督教傳統」的一部分，雖然不像其他宗教那麼明顯。一九三九年，歐洲又發生了一場意欲主宰世界的動亂，也就是第二次世界大戰，整個歐洲動盪不安，猶太教的神學家暨哲學家馬丁・巴伯（Martin Buber）在臺拉維夫（Tel Aviv）[10]舉辦的「巴勒斯坦全國教師會議」（National Conference of Palestinian Teachers）上致詞，他說，「能夠飛越今日充滿駭人聽聞問題的深淵的是，能夠飛越所有時代的所有深淵的關鍵是：能夠振翅高飛的靈性與創造性的道。教師能夠幫助一個人，讓他感受到他與萬物合一，而這種感覺就能夠讓他再度與上帝面對面。」[11]

不管是在什麼樣的傳統裡，靈修都把焦點放在覺察世人相互依存上。而這種靈修很容易讓靈修者產生心理副作用，這種副作用很有趣，不管靈修者處在什麼外在環境之下，這種副作用都能夠讓他們覺得活在俗世很幸福喜樂。有一本書叫做《破壞性情緒管理：達賴喇嘛與西方科學大師的智慧》（*Destructive Emotions: A Scientific Dialogue with Dalai Lama*），是心理學家丹尼爾・高曼（Daniel Goleman）與他的上師達賴喇嘛合作完成，高曼寫道：「一個人關心他人福祉的舉動，似乎會在這個人身上創造出更大的福祉。」近幾年來，有越來越多的科學家附和這個說法。二〇〇二年舉辦了一場關於科學與心靈的會議，達賴喇嘛也去參加了，澳洲著名的神經生理學家傑克・佩帝格魯（Jack Pettigrew）在這場會議上發表了他的個人意見，「去達蘭沙拉（Dharamsala，位於印度，這是西藏流亡政府的駐錫地）的感覺就好比隆冬大霧突然散去現出了燦爛陽光，就像上了天堂一樣。你馬上就會感受到喜樂，西藏人的臉上都掛著笑容，雖然他們爲數不多，而且一直都在受苦受難，但他們還是很快樂。嗯，爲什麼他們會這麼快樂？」

達賴喇嘛對於從科學角度來回答這個問題很感興趣，也對設法用俗世辦法創造藏傳佛教修行者感受到的互相依存感很感興趣。出於這個原因，他發起一系列的國際會議，讓科學家和佛教學者進行對話，最近的一場會議是在二〇〇三年舉行，由位在科羅拉多州（Colorado）的「心靈與人生學會」（Mind and Life Institute）和麻省理工學院的「麥高文腦研究所」（McGovern Institute）[12]贊助。達賴喇嘛希望從這些對話中得出有效的解決辦法，用來挽救破壞性的心靈。佛教徒和科學家都同意，破壞性的心靈就是人類衝突和痛苦的根源。

---

10 現位於以色列境內，是以色列的大城。

11 參見巴伯所著的《人與人之間》（*Between Man and Man*）。

12 全名應該是 McGovern Institute of Brain Research。

身爲心理學家，我很好奇達賴喇嘛如何描述那些我認爲是反社會人格者的人，也就是缺乏跟別人情感連結上的義務感的人。而他認爲這種人是「生命沒有良好發展的人。」說得更具體一點，達賴喇嘛對九一一事件是這麼看的：「科技發展是好事，但讓『生命沒有良好發展的人』來使用科技，有可能釀下大禍。」[13]

某種程度來說，一個人能夠讓生命得到良好發展的能力，會因爲某些灰色事件而得到發展，或是受到阻撓。宗教和神經心理學有許多交集，佛教對反社會人格的看法就特別強調了其中一個很有趣的交集。佛教認爲，反社會人格或許就是人生的一門課程，這門課並不是由生理優勢或是劣勢來教的，而是由「情感無能」來教的。換句話說，有些人必須體驗擁有傾國傾城的美貌，或是沒有雙腿，或是當個乞丐，或是其他身分的人是什麼樣的感覺，而沒有良心的人就必須體驗當個無法關心別人的人是什麼樣的感覺。但這個說法很奇怪，因爲我們會覺得這都是業（karma）[14]造成的，所以我們可能會因此而同情反社會人格者，就像我們同情盲眼孤兒，不管我們相不相信業力輪迴。

雖然心理學承認同情與覺察一體性的價值，但心理學家到目前爲止都還無法直接證明這些價值存在。心理學家認爲這些價值能夠增加生活滿意度，因此有越來越多的心理學家建議，讓正常兒童接受更多的道德教育，或是讓成年人多付出、多當志工。但心理學家傳統上還是對像是「強化人際界線」或是「自我肯定訓練」等等課題更感興趣[15]。

關於這件事情，關於跟靈性有關的心理學，讓我想起了印度一則叫做「智慧女人的寶石」的古老寓言。這則寓言的作者已經不可考了，但可以在一本由亞瑟・雷納漢（Arthur Lenehan）所編纂的故事集裡找到這則寓言的一個版本，雷納漢的書出版於一九九四年，很諷刺的是，這本書是由「經濟出版社」（Economics Press）出版[16]：

13 引自「心靈與人生學會」出版的有聲書《探索心靈：在心靈如何運作之問題上，佛學與生理行爲科學之對話》（*Investigating the Mind: Exchanges between Buddhism and the Biobehavioral Science on How the Mind Works*）。

14 古印度語稱爲羯磨，中文翻譯爲「業」。「業」有三種涵義：一爲造作；二爲行動；三爲做事。在佛陀未出世之前的古印度，人們對「業」的解釋爲做事情。他們認爲因爲有欲，故有種種的欲向與欲望，我們的意念就有意志與方向，因爲有欲向就會造業，有業故有果報。佛教用語中的「業」特別有造作之意。我們起心動念，對於外境與煩惱，起種種心去做種種行爲。行爲可分爲身、口、意：用身體去做、用口去講或心裡在想，這些都是行動，稱爲造作，也稱爲「業」。這樣的一個造作過程，就會招感到將來的果報，從果報來看它的原因，就有所謂業的因；從業的因到業的果報，就有所爲的業力，即是說由業力與外緣配合形成果報，就是所謂的業力。

15 參見塞利格曼（M. Seligman）所著的《眞實的快樂》（*Authentic Happiness: Using the New Positive Psychology to Realize Your Potential for Lasting Fulfillment*）。

16 參見雷納漢所編輯的《零碎精選集》（*The Best of Bits and Pieces*）。

有個很有智慧的女人，她在群山裡旅行，她在溪裡發現了一塊寶石。第二天，她碰到一個飢腸轆轆的旅人，這個很有智慧的女人打開她的包袱，拿出她的食物分給那個旅人吃。那個飢腸轆轆的旅人看到了那塊寶石，於是就開口跟這個很有智慧的女人討寶石。她毫不猶豫就送給他了。

那個旅人離開了，因為突如其來的好運而歡欣鼓舞。他知道這塊寶石很值錢，能夠讓他一輩子都衣食無憂。但過了幾天後，他又把那塊寶石送回來了。

「我在想，」他說道，「我知道這塊寶石很值錢，但我還是把這塊寶石送回來，因為我希望你能夠給我更寶貴的東西。我希望你能夠給我的是，你身上那個『讓你能夠毫不猶豫就把寶石送給我』的東西。」

藏傳佛教徒都很有智慧，也都很快樂，特別是達賴喇嘛。這些人讓我們聯想到考比和達蒙所說的，那種擁有最大程度良心的道德楷模，像是蘇西・瓦勒德茲，她在墨西哥爲窮人提供實物，還有傑克・柯爾曼這位前任校長，他通過當挖水溝工人、清潔隊員以及遊民來培養相互依存感。佛教和尚和道德楷模都指出，藉由最大程度的良心而覺察到我們跟其他人相互依存，能夠改善我們的生活，也能夠讓我們變得幸福快樂。事實上，考比和達蒙報告說，他們研究的道德楷模大多很實際，他們都很了解人類的眞實處境，而且也都很清楚他們的能力有限，所以不見得能改變這些狀況。不僅如此，更多良心不僅能讓他們在認知上有所調適，也能讓他們擁有強烈而且持久不變的感受，讓他們覺得自己是大我的一部分。

事實上，良心似乎是心理學與靈性的核心，心理學家現在已經知道，良心就是建立在情感連結上的道德感，而且也已經知道，良心能夠帶來相當多的好處。在宗教和靈性裡，這種經驗有「一體性」、「合一」、「相互依存」等等名稱。在心理學裡，這個東西稱爲「良心」或是「道德感」。不管怎麼稱呼，它都能夠把人類的思想、情感和行動整合在一起。良心遍布我們的基因、我們的腦部，或許還有我們的靈魂，千百年來都對著我們那些最超驗的傳統，和最值得欽佩的成員說話。良心的聲音很微小，從人類剛誕生以來，就一直在設法告訴我們，我們在演化層面上，在情感層面上，在靈性層面上，都是合一的，而如果我們想要尋找平和與快樂，我們就得用這種方式來做人處世[17]。

良心是獨一無二的，而且良心會強迫我們離開自己的體內，進入別人的體內，或甚至是與「絕對」（the Absolute）[18]接觸。良心是建立在我們跟他人的情感連結上。良心

17 我要感謝著名的國際關係學者詹姆士・納森（James A. Nathan），因爲他向我指出（透過私人之間的溝通），希伯來文裡的kol demama dakah（也就是內心裡微小的聲音）是從一個講述先知以利亞（Elijah）的故事裡引申出來的，「以利亞經歷了火、地震和恐怖，然後又聽到上帝和良心的微小聲音。」

18 哲學名詞，所有思想和存在的最終基礎。

最純粹的形式就是愛。而且更奇妙的是，神祕心理學家與演化心理學家都同意（他們很少能夠達成一致的意見），人的天性是善的，不是惡的。這個結論很驚人，跟我們對自己的看法完全相反，我們通常對自己的本性都很悲觀。

神學家和科學家都同意，人性本善，但人類會犯兩個違反人性的錯誤。第一個錯誤是想要控制別人，或是這個世界的欲望。這個欲望包含了一種錯覺，這種錯覺會讓人誤以爲控制是值得追求的目標，而這種錯覺是牢牢印在反社會人格者的腦海裡。而第二個錯誤就是道德排他。我們知道把「他者」——另一個性別的人、別的種族、外國人、「敵人」，或甚至是反社會人格者——打成畜生是後患無窮的，而這也是「我們應該如何應付違反道德的人」這個問題，在神學上和心理學上都很難回答的理由。我們應該如何面對「生命沒有良好發展」的人會帶來重大災難的挑戰？到目前爲止，心理學對這個問題依然一籌莫展，但這個問題越來越緊迫了。畢竟，魔鬼也會演化啊。

至於「誰比較好運」這個問題，是殘忍無情的人，還是受良心約束的你？我要請你再一次想像，如果你沒有第七感，你會變成什麼樣子。但這一次，在你想像你會擁有巨大的影響力和財富時，在想像你永遠都很悠哉、永遠都不會有罪惡感的時候，也請你想像一下良心（而且只有良心）能夠給一個人的生命帶來什麼好處，或是良心已經給你的生命帶來的好處。請你想像一下你最愛的那個人的臉龐，請你想像一下，你願意爲他放棄所有財產的人的臉龐，請你想像一下，如果情況有需要，你會跑進著火的房子去救他的人的臉龐——父母、兄弟、姊妹、好朋友、終生伴侶、子女。請設法想像一下這個人的臉龐（父母的、兒女的）正哭得很傷心，或是笑得很開心。

現在，請你想像一下，你看著這個人的臉龐，但卻一點感情也沒有，你不愛這個人，也沒有救他的欲望，你甚至還會笑得很開心。

但不要想像這麼空虛的景象太久，當然如果你是沒有良心的人，如果你是不管做什麼事情都不會有罪惡感的人，那麼你一輩子情感都會如此空虛的。請你變回原來那個有感情的你。請你想像你正在看著你心愛的人，請想像你正在撫摸他的臉頰，請想像你正在聆聽他的笑聲。良心用這種方式賜福給我們，良心每天都賦予我們這種意義。如果沒有良心，我們的情感就會很空虛很無聊，我們會把光陰都浪費在無益的事情上。

對我們大多數人來說，大多數時候，良心都太普通了，也太日常了，也太自發了，所以我們甚至不會注意到。可是良心比我們強大多了。身爲心理學家以及公民，我會把票投給有良心的人，我會把票投給能夠愛人，能夠做出承諾的人，我會把票投給慷慨和善的人。我最容易被「認爲傷害別人是錯的，而仁慈是對的」的人打動，我最容易被「日常舉動都受到道德指引」的人打動。他們都是秀異分子。他們之中有的人很老，有的人很年輕，有的已經過世幾百年了，有的即將出生。他們來自不同國家，他們來自不同文化，他們來自不同宗教，他們卻是最睿智最專注的一群人。他們是——他們永遠都是——人類的希望。

致謝

寫書是件苦差事，大多數的時候都不太像是寫作，反而比較像是用手指頭和鍵盤來挖水溝。太多太多人給了我鼓勵和建議，像是認識多年的朋友，還有我的學生、病人和同事。我希望當時已向他們及時表達感謝之意，也很高興能夠有機會感謝在寫作這本書期間最支持我、幫助最多的朋友們。

我要感謝我的朋友兼同事卡蘿・考夫曼（Carol Kauffman），她提供了許多寶貴的意見，沒有她真的不行，她對我很有耐心，而且她實在太會解決問題了，就算她當時也在寫自己的書《軸心》（*Pivot Points*），但對我還是有求必應、隨傳隨到。

還要感謝我的經紀人兼好朋友蘇珊・李・科恩（Susan Lee Cohen），如果不是她的堅持，如果不是她的寬容、理解和勇氣，這本書不可能誕生。

如果我有機會創造世界上最優秀的編輯，像百老匯出版社（Broadway Books）的克莉斯汀・普波羅（Kristine Puopolo）這麼優秀的編輯，我創造不出來。她很聰明，很嚴謹，而她擁有非凡的能力，她一向都是對的，但卻不會用咄咄逼人的方式提出意見。

我也要感謝黛安・魏密斯（Diane Wemyss），因爲她很有愛心又有條理，而且書裡所提到的一個事件就是出自她的建議。我還要感謝伊莉莎白・海梅克（Elizabeth Haymaker），她的魅力眞是無遠弗屆。

我也要感謝史帝夫・史圖特（Steve Stout）和達西・魏克菲爾德（Darcy Wakefield），他們讓我再度相信這個世界上有愛存在。

我還得感謝我那無與倫比的父母，迪頓・史圖特（Deaton Stout）和亞德琳・菲利普・史圖特（Adrian Phillip Stout），他們讓我見識到，兩個比常人更有良心的人，能夠帶給世界多少愛和光明。

我還要感謝我的女兒亞曼達（Amanda），我遠比自己所想像地更愛她，她是本書的第一個讀者，也是見解最深刻的讀者。她教了我很多事情，其中最重要的一件就是，仁慈和正直是伴隨靈魂而生的。

普羅米修斯　27

4%的人毫無良知，我該怎麼辦？

The Sociopath Next Door

作　　者／瑪莎・史圖特 博士（Martha Stout, Ph.D.）
譯　　者／陳雅汝

總 經 理／彭之琬
總 編 輯／陳美靜
文字校對／吳淑芳
責任編輯／張曉蕊

發 行 人／何飛鵬
法律顧問／台英國際商務法律事務所　羅明通律師
出　　版／商周出版　城邦文化事業股份有限公司
台北市104中山區民生東路2段141號9樓
電話：(02) 25007008　傳真：(02)25007759
E-mail：bwp.service@cite.com.tw
發　　行／英屬蓋曼群島商家庭傳媒股份有限公司　城邦分公司
台北市中山區民生東路二段141號2樓
讀者服務專線：0800-020-299　　24小時傳真專線：02-2517-0999
讀者服務信箱E-mail：cs@cite.com.tw
劃撥帳號：19863813　戶名：英屬蓋曼群島商家庭傳媒股份有限公司城邦分公司
訂購服務／書虫股份有限公司客服專線：(02)2500-7718；2500-7719
服務時間：週一至週五上午09：30～12：00；下午13：30～17：00
24小時傳真專線：(02)2500-1990；2500-1991
劃撥帳號：19863813　戶名：書虫股份有限公司
E-mail：service@readingclub.com.tw
香港發行所／城邦（香港）出版集團有限公司
香港灣仔軒尼詩道235號3樓
電話：(852) 25086231或25086217　傳真：(852) 25789337
馬新發行所／城邦（馬新）出版集團
Cite (M) Sdn. Bhd.
41, Jalan Radin Anum, Bandar Baru Sri Petaling, 57000 Kuala Lumpur, Malaysia.
Tel: (603) 90578822 Fax: (603) 90576622
Email: cite@cite.com.my

印　　刷／韋懋實業有限公司
總 經 銷／高見文化行銷股份有限公司
電話：(02)2668-9005　傳真：(02)2668-9790　客服專線：0800-055-365

■2013年8月二版
■2014年5月26日二版2.5刷
■ISBN：978-986-272-440-8
■定價／280元

國家圖書館出版品預行編目資料

4%的人毫無良知，我該怎麼辦？／瑪莎・史圖特（Martha Stout）著；陳雅汝譯. -- 初版. -- 臺北市：商周出版：家庭傳媒城邦分公司發行, 2013〔民96〕
320面；14.8×21公分. --（普羅米修斯 27）
譯自：The sociopath next door : the ruthless versus the rest of us

ISBN 978-986-272-440-8（平裝）

1. 精神病學　2. 反社會人格

415.95　　102016110

廣 告 回 函
北區郵政管理登記證
北臺字第000791號
郵資已付，免貼郵票

104　台北市民生東路二段141號2樓

英屬蓋曼群島商家庭傳媒股份有限公司城邦分公司　收

請沿虛線對摺，謝謝！

書號：BF3027X　　書名：4%的人毫無良知，我該怎麼辦？

請於此處用膠水黏貼

讀者回函卡

感謝您購買我們出版的書籍！請費心填寫此回函卡，我們將不定期寄上城邦集團最新的出版訊息。

姓名：＿＿＿＿＿＿＿＿＿＿＿＿＿＿＿＿＿＿ 性別：☐男　☐女

生日：西元＿＿＿＿＿＿年＿＿＿＿＿＿月＿＿＿＿＿＿日

地址：＿＿＿＿＿＿＿＿＿＿＿＿＿＿＿＿＿＿＿＿＿＿＿＿

聯絡電話：＿＿＿＿＿＿＿＿＿＿＿＿ 傳真：＿＿＿＿＿＿＿＿＿＿

E-mail ：

學歷：☐ 1. 小學 ☐ 2. 國中 ☐ 3. 高中 ☐ 4. 大學 ☐ 5. 研究所以上

職業：☐ 1. 學生 ☐ 2. 軍公教 ☐ 3. 服務 ☐ 4. 金融 ☐ 5. 製造 ☐ 6. 資訊

☐ 7. 傳播 ☐ 8. 自由業 ☐ 9. 農漁牧 ☐ 10. 家管 ☐ 11. 退休

☐ 12. 其他＿＿＿＿＿＿＿＿＿＿＿＿＿＿＿＿＿＿＿＿

您從何種方式得知本書消息？

☐ 1. 書店 ☐ 2. 網路 ☐ 3. 報紙 ☐ 4. 雜誌 ☐ 5. 廣播 ☐ 6. 電視

☐ 7. 親友推薦 ☐ 8. 其他＿＿＿＿＿＿＿＿＿＿＿＿＿＿＿＿

您通常以何種方式購書？

☐ 1. 書店 ☐ 2. 網路 ☐ 3. 傳真訂購 ☐ 4. 郵局劃撥 ☐ 5. 其他＿＿＿＿

您喜歡閱讀那些類別的書籍？

☐ 1. 財經商業 ☐ 2. 自然科學 ☐ 3. 歷史 ☐ 4. 法律 ☐ 5. 文學

☐ 6. 休閒旅遊 ☐ 7. 小說 ☐ 8. 人物傳記 ☐ 9. 生活、勵志 ☐ 10. 其他

對我們的建議：＿＿＿＿＿＿＿＿＿＿＿＿＿＿＿＿＿＿＿＿＿

＿＿＿＿＿＿＿＿＿＿＿＿＿＿＿＿＿＿＿＿＿＿＿＿＿＿＿

＿＿＿＿＿＿＿＿＿＿＿＿＿＿＿＿＿＿＿＿＿＿＿＿＿＿＿

【為提供訂購、行銷、客戶管理或其他合於營業登記項目或章程所定業務之目的，城邦出版人集團（即英屬蓋曼群島商家庭傳媒（股）公司城邦分公司、城邦文化事業（股）公司），於本集團之營運期間及地區內，將以電郵、傳真、電話、簡訊、郵寄或其他公告方式利用您提供之資料（資料類別：C001、C002、C003、C011 等）。利用對象除本集團外，亦可能包括相關服務的協力機構。如您有依個資法第三條或其他需服務之處，得致電本公司客服中心電話 02-25007718 請求協助。相關資料如為非必要項目，不提供亦不影響您的權益。】

1.C001 辨識個人者：如消費者之姓名、地址、電話、電子郵件等資訊。

2.C002 辨識財務者：如信用卡或轉帳帳戶資訊。

3.C003 政府資料中之辨識者：如身分證字號或護照號碼（外國人）。

4.C011 個人描述：如性別、國籍、出生年月日。

請於此處用膠水黏貼